自然治癒力を高める連続講座

⑧

現代医療の限界と生命エネルギーの可能性

目次

CONTENTS

現代医療の限界と生命エネルギーの可能性

5 特集① 免疫病はこれで治す

6 生き方を変えて免疫病を治療……西原克成（西原人間研究所所長）

27 特集② 生命力を高める漢方、整体、呼吸法

28 五臓を鍛えて健康になる……猪越恭也（東西薬局代表・薬剤師）

44 自然に順応するからだをつくる……井本邦昭（井本整体主宰）

62 吐く息と腹の力が生命エネルギーを高める……内田清文（調和道協会事務局長）

表紙アート／はせくらみゆき（アートセラピスト）

デザイン／スタジオＹ２

77 特集③ 治す力・癒す力を高める生き方のすすめ
78 心はどこまでがんを治せるか……帯津良一（帯津三敬病院名誉院長）
92 夜更かしをやめて免疫力を高める……安保徹（新潟大学大学院医歯学総合研究科教授）
106 病気になる人、ならない人……上野圭一（翻訳家・鍼灸師）

121 エッセイ
122 アマゾン、インディオからの癒し 最終回 この星で生きるための法則……南研子（熱帯森林保護団体代表）
138 チベット医学童話 最終回 「タナトゥク」インド・ダラムサラより……小川康（チベット医学暦法大学生・薬剤師）

150 「自然治癒力を高める連続講座」既刊本のご案内
154 本書ご登場者、著書のご案内
158 ほんの木からのインフォメーション

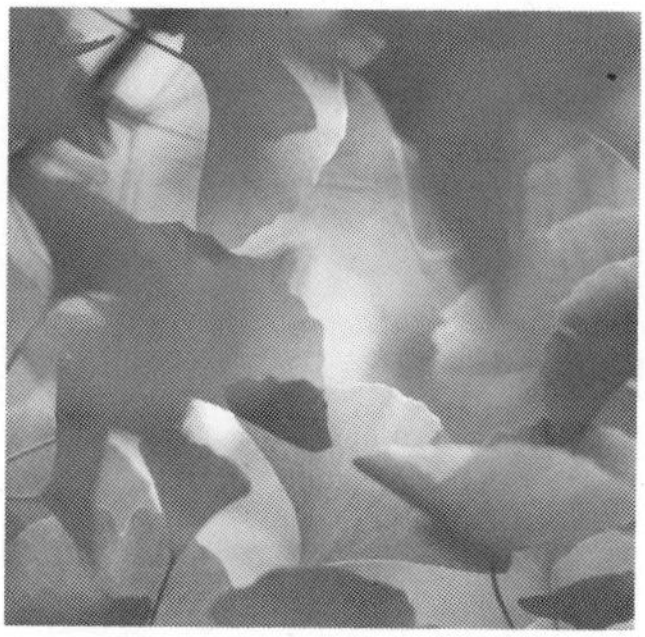

自然治癒力を高めて病気を治す方法には、「免疫力を高めて生活習慣病を治す」、「心の持ち方を改めてうつ、ストレスを克服する」などがありますが、これらの方法は、代替療法の世界にとどまらず現代医療の医師たちが関心を高め、治療の現場でもどんどん取り入れられています。

がん治療の現場でも手術、抗ガン剤、放射線という3大療法が必ずしもベストな選択肢ではなく、むしろ延命効果に疑問を抱くという医師の発言や、術後の生存率は変わらないという声も聞こえてきます。実際、手術をしなくてもがん細胞が消滅した症例報告会や、薬や手術の副作用を危惧する講演会に多くの聴衆が参加し、さらに、これらの考え方を積極的に一般の人々に訴える書籍も、医師・専門家により数多く出版されています。

もはや現代医療だけで、がんをはじめとする難病や糖尿病、脳卒中、心臓病などの生活習慣病を治す限界に私たちは気づき始めました。今こそ、「自然治癒力」が見直されるときです。

第8号のごあいさつ

今号登場の安保徹先生（新潟大学大学院医歯学総合研究科教授）は、「無理した生き方、辛い生き方を改めない限りがんは治らない」。西原克成先生（西原人間研究所所長）は病気の原因を生物学的進化から捉えると、「私たち人間は正常な成育条件の範囲を超えると身体の変化がついていけず、これが免疫病の原因だ」と説明されています。

では、健康であるためにはどうするか？　結論から言うと、「生命のきまり」を守った生き方をすることです。具体的には以下のようなことです。

・口呼吸をやめて鼻呼吸にする
・よく眠り十分な骨休めをする
・冷たいもの中毒をやめ低体温を治す
・無理した生き方、辛い生き方をやめる
・瘀《お》血を治し血液をきれいに保つ
・しっかりした人生観、価値観を持つ

詳細は、今号ご登場の医師・専門家の方々が本書で詳しく解説しています。じっくりとお読みいただき、皆様の健康生活にぜひお役立て下さい。

特集 1

免疫病はこれで治す

西原克成 Katsunari Nishihara
（西原人間研究所所長）
p.6

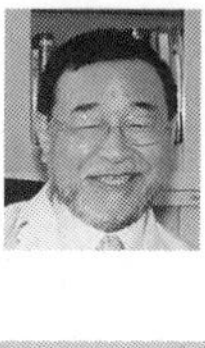

生き方を変えて免疫病を治療
1940年神奈川県生まれ。1971年東京大学大学院医学系博士課程修了。医学博士。生命進化の法則を実験で検証するとともに、その成果を臨床応用し免疫病の治療に大きな成果をあげている。人工骨髄と人工歯根の開発でも世界的に有名。著書多数。

生命エネルギーと新免疫学

生き方を変えて免疫病を治療

西原克成
（西原人間研究所所長）

口呼吸、冷たいもの中毒、寝不足、骨休め不足……。
現代人は、過度な文明の中で生きているために、
これらの原因で免疫病、難病に苦しんでいます。
その上、誤った育児の推進でアトピー、アレルギーなど
子どもたちの体と心が不調に陥ってしまいました。
医療政策の犠牲となる患者。マニュアルに走る医学。
西原先生は、こうした現状を鋭く指摘し、対策を訴えます。
生命エネルギーとミトコンドリア、鍵はこのふたつ！

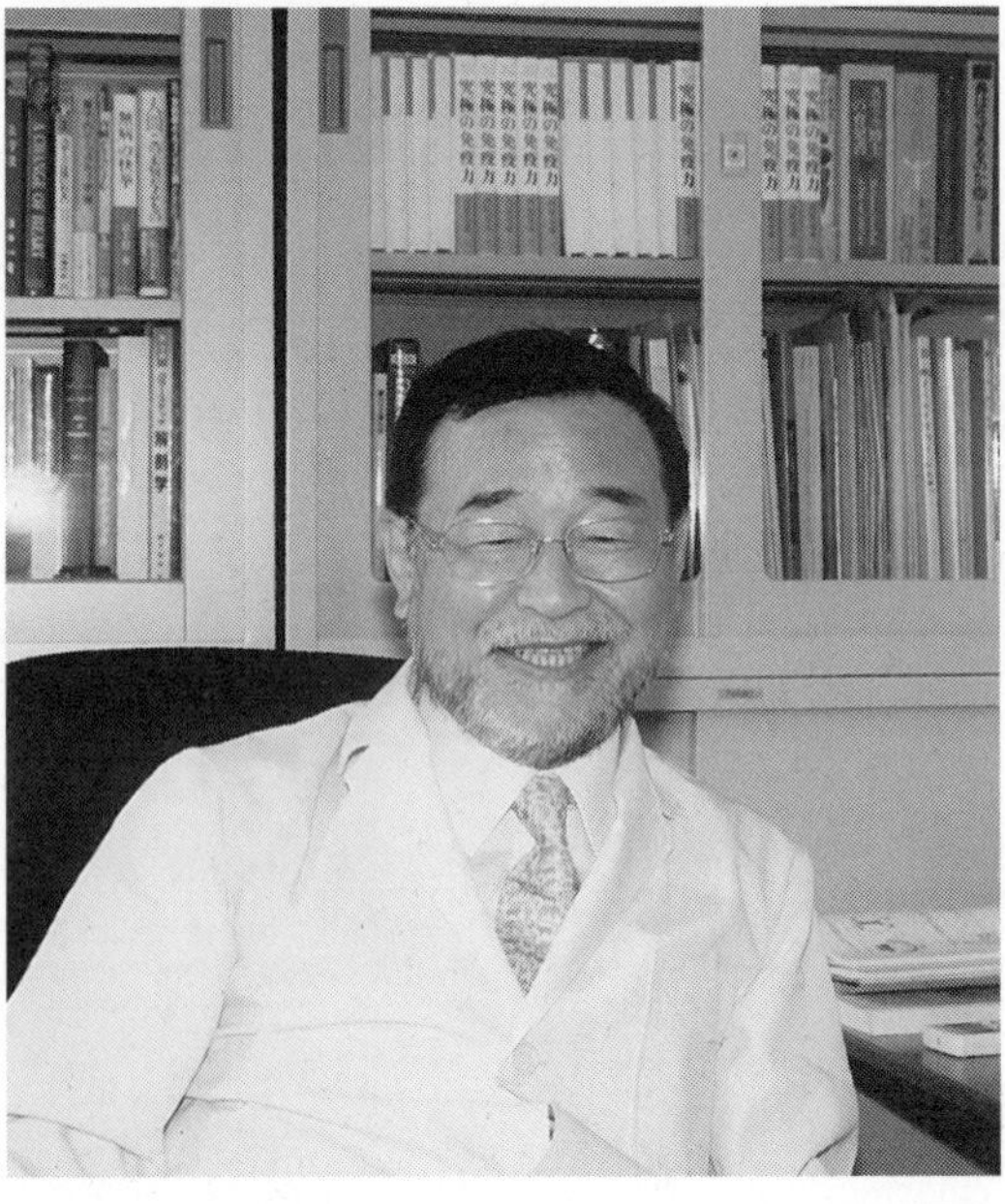

にしはらかつなり
1940年神奈川県生まれ。1971年東京大学大学院医学系博士課程修了。医学博士。生命進化の法則を実験で検証するとともに、その成果を臨床応用し免疫病の治療に大きな成果をあげている。人工骨髄と人工歯根の開発でも世界的に有名。現在、西原人間研究所所長。主な著書は『究極の免疫力』（講談社インターナショナル）『アレルギー体質は口呼吸が原因だった』（青春出版社）『内臓が生みだす心』（日本放送協会）ほか多数。

PART1 現代医学と日本の医療の問題点

このコーナーのポイント

❶日本の現代医療の問題は、「医する心」がなく、臓器別医療のもと、医療費公費負担制度により、指導者たちが自国民を餌食にしていること。
❷検査数値に頼りマニュアルに従う医療には、質量のないエネルギーの視点がありません。
❸アメリカ医療、育児法を誤って取り入れた結果、免疫病がふえ、口呼吸も問題になりました。
❹生命エネルギーを視野に入れていない医療では、病気は治せません。
❺大切なのは、ミトコンドリアの新陳代謝＝リモデリングです。

医療費公費負担制度の罪と罰
医療政策の犠牲者は患者

今日の日本医療の問題点は、患者には最良の医療を選ぶ権利があるということを尊重していないこと、「医する心」が一切なくなり、医者が器官や体ばかりを部品のように追求し、病気に苦しむ人間として、病人を扱わないところにあります。しかも、検査は、質量のある物質についてのみ行って、質量のないエネルギー関連には、問診すら行っていません。ひたすら検査数値に頼るばかりです。

理由は、医者の側の経済的な問題、すなわち収入のために、検査をすすめていることにあります。公的資金で指定された難病に医療費が支払われるという、他の先進国に類例をみない非常に特殊な出来高払いになっている点に問題があるのです。つまり、この社会保障制度では医者が法律に抵触しない限りの範囲で、最大限の収入を得る方法を国が保障してしまうのです。その最たるものが難病のケースなのです。医療費公費負担制度の顕著な例が、ステロイド療法、インターフェロン療法、抗がん剤療法、骨髄移植療法、人工透析療法です。実は、対症療法で一番容易にお金が入る方法が、こうした治療なのです。

これらの療法では、多くの場合、一時しのぎで症状がおさまっても、最終的に病気が悪化するケースが少なくありません。今の日本では、医療費公費負担制度のために、真実を知らされない患者が、業績至上主義のマニュアル医師たちが行う、心ない治療を受けざるを得ない状況にあると言ってもよいでしょう。

もちろん、保険制度そのものが全面的に悪いわけではありません。運用の仕方の問題なのです。弱者救済のはずが医療経済の対象にされてしまう、ということが問題なのです。国の誤った医療政策の犠牲者は患者です。指導者たちが自国民に戦争を仕掛け、自国民を餌食《えじき》にしているとも言えます。

日本の医療はなぜ問題なのか？アメリカ医学追随の間違い

次に、世界と日本の医療を考察します。

まず、日本とフランスでは、子どもにおしゃぶりをほとんど使わせない点が似ています。育て方の間違いが共通です。本来、おしゃぶりをドイツやアメリカのように4～5歳まで使うと、鼻呼吸が習得されます。後で詳しくご説明しますが、日本の育児現場では、1歳でおしゃぶりを取り上げる指導が行われています。このすると、口呼吸の子どもが育ってしまいます。この口呼吸が色々な免疫病の原因の一つとなるのです。

1歳でおしゃぶりを取り上げるのは、現代日本の乳児教育の迷信とさえ言えます。この迷信はアメリカの60年前の迷信なのです。ところが、約56年前、ドイツである研究が行われました。戦後のドイツの子どもたちには、戦前生まれの子どもたちに比べ、歯並びが大変悪い子や、猫背の子どもが多かったのです。今日の日本の子どもたちも、その状況と酷似《こくじ》していますが、ミュンヘン大学で行われたその研究で、背景におしゃぶりと口呼吸の問題があると結論を下したのでした。

研究者たちが、乳房の代替としておしゃぶりを開発し、4～5歳まで使わせました。すると、子どもたちは鼻呼吸を習得し、あごもしっかり形成され、背骨、首筋もすっきり伸びるという結果が出たのです。

日本の医学は基本的に明治以後、ドイツ派でしたが、60年前の敗戦直後から、アメリカに追随するようになり、アメリカ医療、育児法を取り入れました。一方、変わり身の早いアメリカは、ドイツを手本に育児を変革し、成果を学び、日本だけが60年間アメリカの迷信を守ってきてしまったのです。

フランスは、ドイツに強い反感があったため、ドイツ式の研究成果を導入しませんでした。その結果、おしゃぶりを早く取り上げる日本同様、口呼吸、顔の骨格の歪《ゆが》み、歯並びの悪さ、猫背などの子どもや大人が多くなってしまったのです。

このため、日本でも口呼吸が多く、口呼吸で例えば腎臓病がふえれば、透析患者が多くなり、医者は経営が楽になります。一軒の透析センターで100人の患者を抱えれば、年間8億円の売上があがります。

白血病治療の抗がん剤も大変高額な収入が期待できます。中には、白血病に仕立てられる患者さんがでてくるのです（くわしくは拙著『究極の免疫力』講談社インターナショナル刊をご覧下さい）。過労でウイルス感染が原因の白血球増多症と白血病を見誤るケースなどがその一例です。白血病として抗がん剤投与を始めてしまうケースにも、錬金術《れんきんじゅつ》がからんだりします。

こうして例をあげたように、日本では難病がふえています。医療費がふえると、難病もふえる関係です。

多くの病気を治すには、私に言わせれば口呼吸を鼻呼吸にし、冷たいもの中毒を改め、骨休めを十分にすればいいのですが、これで治ってしまうと医者の業績にも収入にも影響します。従って、誰もこれらの治療法をすすめません。

マニュアル医療が日本ではびこる原因には、臓器別医学が今日の医学界の主流になっているという要因もあります。これもアメリカで始まった方法です。ドイツ医学は比較的身体全体をとらえる視点がありますが、東大医学部がアメリカ医学を主導し、これを30年くらい前から導入しました。医学を統合的に考えてゆくと修得に長い年月がかかります。が、学位を取得するまでの4～5年で一人前になるには、どうしても狭い範囲に集中する成果の上げ方になりがちなのです。身体全体を一個体として把握するはずの医学の崩壊ともいえます。

血液製剤のエイズ感染が発生するという失態が露見するまでの戦後の日本医療のほとんどすべての重要案件が、東大医学部出身者にゆだねられてきました。今日の日本の医学がおかしくなった背景はそこにあるのです。

PART 2

間違いだらけの日本の子育て

このコーナーのポイント

❶小児・子育ての医学では、1980年の母子健康手帳改訂が悪影響。アトピー、喘息、下痢、便秘、低体温の子が急増。
❷早い離乳食指導が原因。2歳半までは母乳育児でよい。
❸低体温は、睡眠をおかしくし、夜泣き、ぐずりの原因です。
❹赤ちゃんの腸は2歳半まで未完成。大人とちがい、何でも吸収します。離乳食のタンパク質や腸内の常在菌まですべて、血液に吸収。
❺うつぶせ寝も間違いの一つ。
❻母親が妊娠中、冷たいもの中毒だと子どもはアトピーに。

スポック博士式子育ての誤り　1980年母子健康手帳改訂の悪影響

日本の医学の問題点をお話ししましたが、それが特に著しいのは、小児・子育ての医学です。昭和55年（1980年）の母子健康手帳改訂は特に悪影響を及ぼしました。以後、アトピー、喘息《ぜんそく》、下痢、便秘と低体温の子どもたちが急増し、特に、大人の免疫病がふえ、さらに、小中学生の不登校や低体温、睡眠障害、学力低下が問題となっていますが、この原因は、スポック博士の育児法による子育ての誤りです。

ふつうの小児科医は、5ヶ月を過ぎたらなるべく離乳食を与えなさい、と検診などで指導します。私はこれを一切無視するようにとお母さんに話します。離乳食を早めるメリットは何ひとつありません。

赤ちゃんは離乳食が早いと、まずお腹がこわれ、緑便になり、腹が苦しいのでうつぶせ寝になります。すると鼻腔《びこう》内がうっ血し、鼻がつまり、やむなく口呼吸になります。緑便がたび重なると低体温にもなり、低体温は睡眠をおかしくします。私は今すぐ日本が改めなければならないことは、子育てだと思うのです。

同時に、2歳半までに絶対与えてはならない食品は、生のハチミツ、生エビや生のホタテ、カニ、刺身、ピーナツバター、そば、うどんなどのタンパク質です。

「スポック博士の育児書」は、1946年にアメリカで書かれ、育児のバイブルのような扱いを日本でも受けました。が、1970年代にアメリカで発生した乳児ボツリヌス症事件で2歳半までの赤ちゃんの腸の特性が大人とまったく異なることが明らかとなり、全面的に否定され、以後、アメリカでは昔の日本同様、2歳半まで母乳中心育児へと変わりました。ところが、日本の厚生省（当時）はこの時に100%、スポック博士を採用してしまったのです。

赤ちゃんの腸は、細菌の芽胞《がほう》のような大きな粒子でも吸収してしまうほど未完成で、当然、離乳食に含まれるタンパク質や腸内の常在菌《じょうざいきん》まで、すべて血液中に吸収されてしまいます。これがアトピーや低体温の原因となるのです。そこで、当時タンパク質は赤ちゃんの腸には毒になるから与えてはいけませんと言い出したわけです。

また、1990年以後、アメリカをはじめ、世界で問題となった「うつぶせ寝」による赤ちゃんの死亡事故も、スポック博士流子育ての間違いの一つです。スポック博士は、仰向け寝でむずかる時は、「うつぶせ寝にしてよい」と主張していました。

その後、乳児突然死症候群の原因が、実はうつぶせ寝であることがわかりました。アメリカ小児医学会は、1992年、それを結論づけています。

間違いだらけの日本の子育ての注意点をもう少しお伝えします。一つは、母親が妊娠中に冷たいものやアイスクリームを食べて、その母親の母乳をガブ飲みするだけで赤ちゃんがアトピーになること。これは母体の体温が低いのです。冷たいもの中毒が原因です。

また、赤ちゃんに与える乳児用ミルクは42度でなければいけませんし、2歳未満の子に離乳食を与えてもいけません。カボチャ、お米もだめです。赤ちゃんを冷やさないこと、赤ちゃんの体温は37・5度で、常に手足が温かくなければ、気嫌が悪くなります。できれば母乳で育てること、おしゃぶりを与えること（4〜5歳まで）。上向きで寝せること。ハイハイとおんぶとだっこを十分にすること。早く立たせて歩かせないこと、ベビーカーを歩けるようになっても使うこと。

これらを守っていれば、子どもはすくすく育つのです。

PART3

冷たいもの中毒と病気の関係

このコーナーのポイント

❶病気の原因は、身体を冷やすことなどの、エネルギー代謝の好・不調が問題です。
❷例えば、がん患者の白血球の力を強めるには、体温を上げることが大事です。37度がミトコンドリアのパワー復活の体温です。
❸口呼吸はダメ、鼻呼吸に。腸を冷やさず、身体を温かく。
❹心は脳にあるのでなく、内臓腸管系にあります。腸の動きが、生命の意味を生み出すのです。
❺女性の場合、感染原因に生殖器もありえます。鼻呼吸、冷え防止、骨休めの他、膣洗浄も。

冷えは想像以上に恐い！エネルギー代謝の好・不調の問題

身体を温めることこそ、健康の基本です。私は長年、絶対に冷たいものを食べたり飲んだりしないように指導してきました。しかもこれは細胞レベルで科学的に解明できる問題です。

なぜ冷たいものが良くないかというと、腸を冷やすと腸内細菌が白血球内に入り、血中を巡り身体の細胞に黴菌《ばいきん》をばらまきます。例えば大腸菌などの、いわゆる常在性腸内細胞が悪さをし始めます。細胞に大腸菌が入り込むと、細胞内でエネルギーを作るミトコンドリア（注1）の栄養と酸素が横取りされ、ミネラル、糖、アミノ酸、脂質の古いものと新しいものを入替える代謝が機能しなくなるのです。そうすると、むくみ、慢性疲労、だるいといった身体全体の症状があらわれます。重要な器官を形成している細胞のミトコンドリアに機能障害が発生すれば、その臓器の働きはにぶります。糖尿病を例にとれば、膵臓《すいぞう》のミトコンドリアに機能障害が起これば、インシュリンというホルモンができなくなるのです。すると血糖値があがります。

（注1）ミトコンドリア＝動植物の細胞中にあって、細胞呼吸機能を司どり、生きていくのに必要なエネルギーを生み出す、小さな糸状や粒状の器官。生命に必須の重要な働きをする。元来、16億年前に寄生した好気性細菌の一種。

　このように考えると、病気の原因は、身体を冷やすなどの、エネルギー代謝の好・不調に問題があることが見えてきます。単純な原因で発生する以上、単純な方法で治せるともいえます。もちろん、病状があまりに進むと器官に障害が起こるため、治療はやっかいになります。例えばがん治療は簡単にいかないものの一つです。がん組織は酸素なしで生きられ、生命力が強く、白血球で退治するのも困難なのです。従って、白血球の力を強めるためにまず大事なことは、体温を上げることとなります。がん患者は必ず低体温状態です。37度になっただけで、ミトコンドリアの基本的なパワーが復活しますから、活動に必要なミネラル、ビタミン、栄養分を補うことで、がんの治癒に対応できるようになるのです。

　口呼吸はダメ、腸を冷やさないこと、冷たい飲み物や食べ物を摂《と》らない、と常に私は訴え続けていますが、以上の因果関係で大体おわかりいただけると思います。全身のミトコンドリアの機能障害を引き起こさないことが大切だからです。冷蔵庫や冷たい飲み物や食べ物のあふれている今日の生活は、冷房も含めて、ミトコンドリアにとって好ましくありません。

　人間は恒温性の動物です。一定の高い体温を維持し、体内で絶えず細胞が作り変わります。新陳代謝しているのです。これをリモデリングとも呼びますが、この時、エネルギー代謝を担うのが、何度も出るミトコンドリアです。人間は一晩で大体1兆個の細胞が作り代わります。体にある細胞は全部で60兆個、従って体にある細胞は約60日間、2ヶ月で入れ替わる計算になるのです。食べ物から得られる栄養と酸素で、ミトコンドリアは活動し、人間では37度でないと、この活動がうまくいきません。

でも、身体を温めるだけでは不十分
鼻呼吸と睡眠・骨休めも大切

　身体を温めることと同時に、口呼吸を直さなければ病気は良くなりません。口呼吸をすると扁桃腺《へんとうせん》からリンパ流・血流に常在菌が入って、細胞呼吸が障害を受け、低体温となるからです。体温はミトコンドリアが働くときに発生する熱です。

　またがんの温熱療法で、体温を39～42度ぐらいに上げ、がんを治す治療法がありますが、私は38度くらいが、もっとも効果が上がると考えています。40度では

（注2）パイエル板：腸管にあるパイエル板は、大きな分子を取り込んで身体に免疫を植えつけるという特殊な性格を持っている。毎日できてくるがん細胞を発見して攻撃するのも免疫の働きで、これらの細胞を活性化するのが腸管にあるパイエル板と呼ばれる組織。

体力を消耗しますし、正常細胞がこわれます。また、温度を上げるとミトコンドリアの活動も上がります、従って必要なビタミンやミネラルをサプリメントで補うことも大切です。

口呼吸を改め、鼻呼吸にする。体温を上げる。冷たい飲食はしない。十分睡眠をとる。横になり骨休めをする。健康人は8時間、病気の人は9〜10時間以上、身体を重力から解放し、寝ることが大事です。どれが欠けても体調をよくすることが難しくなります。

このミトコンドリアが行っている活動は、糖と脂肪酸の代謝とアミノ酸の代謝など、エネルギーを作り出すのに不可欠な働きを担っています。私たちの身体のさまざまな臓器、器官、組織には、各特有のミトコンドリアがあり、各器官の細胞の特徴的な働きは、それぞれのミトコンドリアが担っています。神経系というのは、実は筋肉のシステムのことで、「筋肉なくして神経なし」とも言えるのです。筋肉のシステムに由来する神経系がネットワークのように、あらゆる臓器と脳をつないで相互関係を維持しています。

従って、冷たいものの摂《と》りすぎで、あるいは低体温により、筋肉細胞が黴菌《ばいきん》に汚染されてミトコンドリアに障害が起こると、この筋肉を支配する脳神経にも障害が及び、さらには全身に広がります。いずれの免疫病も、何らかのエネルギー摂取の誤りで生ずる細胞内の細菌の汚染で起こるミトコンドリアの機能障害が、すべての免疫病の原因といえます。

例えば、牛のＢＳＥ（牛海面状脳症）や人間のクロイツフェルト・ヤコブ病の原因といわれるプリオン（ある種の遅発性の中枢神経障害を引き起こす感染症の病原体。ウイルスの１００分の１。ウイルスと同じ働きをする）も腸から吸収されます。プリオンは大きなタンパク質で、本来は消化されないと腸の粘膜を通過できないのですが、腸の粘膜を通して感染する部位は、腸のパイエル板（注２・13ページ下段）でＭ細胞（注３）から吸収されるのです。腸の仕組みを知っていれば、腸が冷やされて吸収のシステムに障害がある時に入る、と想定できるのです。腸はその性質として、冷えると、本来吸収しないはずの細菌をどんどん吸収してしまうのです。

私はこの事実を、新潟大学名誉教授の藤田恒夫先生（注４）に教えていただきました。

（注３）Ｍ細胞：パイエル板などを覆う上皮に特殊に発達した細胞。抗原や微生物を積極的に取り込みパイエル板などの免疫細胞に受け渡すと考えられている。乳幼児の離乳食が原因のアトピーは、未消化の蛋白質をＭ細胞とパイエル板が吸収することによって発症すると言われている。

心は脳にあるのでなく、内臓腸管系にある生命の本質は心・生命エネルギー

昔から、子どもに「お腹が冷えるから、冷たいものの食べ過ぎはいけません」と注意したものですが、大人も同じです。子どもの頃の自家中毒は、冷たいものの摂取によって腸内の細菌がパイエル板からリンパ組織の白血球に吸収され、これにより発生した病気です。離乳食を早くから始めた赤ちゃんが慢性の低体温になり慢性の自家中毒症状となっているのも同じ理由です。

お腹が冷えて、細菌、ウイルス、特殊なタンパク質などの抗原や微生物が素通りで血液の中に入ると、血液やリンパの流れにのって身体中をめぐり、細菌やウイルスによっては、心臓や脳に巣食う場合もあります。実は、脳は端末器官とつながっていてお互いに連動して初めて機能できるのです。

脳とは、筋肉のためのシステムとも言えます。そして、心は脳にあるのでなく、内臓腸管系が生み出しています。腸の動きが、生命の生きる意味を生み出しているからです。ですから、生命エネルギーというのは一粒の細胞にも存在します。生きる意欲です。だからそれを「心」と言っているのです。

命の本質、これが心、生命エネルギーです。五欲(財、名、色、食、睡)の源は腸管の蠕動《ぜんどう》運動、すなわち、腸のうごめきにあり、脳はその運動を外界に示す窓口にすぎません。

身体に悪い冷たいものに自ら適応してしまう人、冷たいもの中毒の人は、慢性的に低体温になっていて、冷血動物に近い状態で温かい環境を嫌います。低体温の子どもなどに顕著ですが、お風呂を嫌がり、常に身体を冷やしたがります。従って心も冷たくなる傾向にありますから、特に気をつけていただきたいのです。

また、女性の場合は、口呼吸で生殖系が感染しますが、膣内の常在性の雑菌でも原因不明の体調不良を訴えるケースもありますので、口呼吸を直し、冷たいものをやめ身体を温め、骨休めをし十分な睡眠をとり、0・6%の自然塩の温湯で必ず膣の洗浄をして下さい。

最後に、冷たいものを好んで飲食するが、特に大きな不調はない、という人も存在します。冷たいものへの感受性に個人差があるためなのですが、身体は確実にダメージを受けています。人間の身体の内部は37度で一定です。腸管の恒温性をぜひ大切にして下さい。

(注4) くわしくは藤田恒夫先生の『腸は考える』(岩波書店)をご参考に。

PART 4

口呼吸はなぜ免疫病を招くのか

このコーナーのポイント

❶口呼吸ができるのは哺乳類では人間だけ。早い離乳食は口呼吸を助長。
❷口呼吸の問題は、鼻経由で空気の濾過や温度調整ができず、扁桃リンパ経由で入る雑菌により、免疫システムにダメージを与えること。
❸アトピー、喘息、花粉症、膠原病、リウマチ、悪性リンパ腫、子宮内膜症などの主たる原因は口呼吸。
❹美人の特徴は鼻呼吸です。
❺スポーツは口呼吸を招きます。
❻身体の健康のため、鼻呼吸とうがいをよくすることが大切。

人体の欠陥構造が口呼吸
口は生命進化と健康の原点

口で呼吸できるのは、哺乳動物では人類だけです。実は、600万年位前から人は、しゃべることを始めたため、気管と鼻腔《びこう》のつながりが離れるようになりました。他の哺乳動物は気管と鼻腔が常時つながっています。人間も1歳までは立体的にここがつながっています。ですから、お乳を吸いながら息ができるのです。このため、仮に生後5か月ぐらいでスプーンを使って離乳食を与えると、食べ物を丸のみすることを覚え、気管と鼻腔の間が閉ざされることになり、口で息ができるようになります。これは口呼吸を助長することになり、離乳食を早めることの害の一つです。

では口呼吸がなぜいけないのかをお話しします。

私たちはふつう無意識に呼吸をしていますが、それは鼻から空気を吸い、鼻から吐いています。これが鼻呼吸で、ふつうの呼吸です。人間の身体は構造的に、鼻は空気を肺に取り込み、口は食べ物を取り込む器官として役割分担がなされています。空気中には無数の常在性の雑菌やホコリが混じっていて、鼻は鼻腔内を流れる粘液と数多くの繊毛《せんもう》という微小な毛状の細胞小器官で、吸入する空気を濾過《ろか》し、清浄にする働きがあります。また、鼻腔の周辺には、内耳をはじめとして、無数の空洞である含気性の骨の蜂巣《ほうそう》と四対の副鼻腔があるため、身体に入る空気の温度を調整しています。吸い込んだ空気は、この空洞を瞬時にめぐり、空気の温度と湿度を適度にし、肺や気管にダメージを与えないように機能し、人間の免疫システムを正常に働かせる役目を果たしているのです。

口呼吸では、この機能が働きません。鼻が使われないために鼻腔がよどみ、空気中の雑菌がのどから扁桃《へんとう》リンパ経由で白血球に取り込まれ、血中に入り、体中の細胞にばい菌をばらまき、細胞内感染によりミトコンドリアの働きが落ちます。免疫病の発生です。

私は「顔と口腔から人間の健康を考える」口腔科の医者です。動物の進化から見ても、身体の器官で最も古くからあるのが、口を備えた腸で、まず口と腸が作られ、その後にさまざまな器官が作られました。口は生命進化の原点であり、健康の原点といわれるのもそのためなのです。

極端に言えば、アトピー性皮膚炎、喘息《ぜんそく》、花粉症をはじめとして、いわゆる免疫病と言われる、膠原病《こうげん》、リウマチ、悪性リンパ腫、子宮内膜症などは、身体の正しい使い方の調和を崩した結果、発生したものと言えます。その主たる原因は口呼吸にあると言っても過言ではないと思います。注意点は、癖《くせ》の連鎖です。口呼吸が癖になると出てくる、片側だけで噛《か》む、いわゆる片噛みと、それに連鎖する寝相で、噛む側を下にして寝る癖です。これで口呼吸はさらに助長されます。この口腔とあごを正しく使うことは、人間の健康と生命にとって大変に重要です。特に、よく物を噛んで食べる癖は、大人も子どもも気をつけて欲しい点です。ひと口で30回噛むことも健康の秘訣です。

口で呼吸ができるのは哺乳動物では、1歳以上の人間だけです。言葉をうまくしゃべれることと、二足歩行という特徴が、今日の文化や社会を築いたのですが、その代償として抱えたことの一つが口呼吸なのです。

美人に口呼吸なし！おしゃぶりを使えば鼻呼吸になる

人はたいてい「自分は口呼吸などしていない」と思い込んでいるものですが、多くの日本人は、ふだんの呼吸の中で、実は口呼吸に気付いていないのです。話しをしている時、テレビに夢中の時、寝ている時、スポーツの時、さまざまな状態で口呼吸をしています。無意識に行っている可能性を知るために次のチェック項目を確かめてみましょう。

○無意識のうちに口が半開きになる。
○出っ歯である。
○受け口である。
○下唇がいわゆるポッテリ、たらこ唇。
○唇がカサカサしている。
○朝起床時に、のどがヒリヒリ痛む。
○鼻の穴を意識して動かせない。
○唇を閉ざすと、あごのとがった所に梅干ができる。
○顔がふぬけて、たるんでいる。

思い当たる所が1か所でもあれば、口呼吸の可能性が高いのです。また、口臭のひどい人は、ふだんは口呼吸と思って間違いないと思われます。

また女性は、口呼吸は美容面からみても絶対に直した方がよい問題です。「口呼吸は不美人の絶対的条件」です。「美人に口呼吸なし」は正しいのです。

私の診療室にやってくる子どもたちは、例外なく口呼吸をしています。ポカン口です。この原因は、前の章でもお話ししましたが、育児法の失敗です。1歳前後に、早めにおしゃぶりを取り上げてしまったこと。むしろ、1歳頃から言葉を話すようになった時にこそ、本格的におしゃぶりが必要です。しゃべることが口呼吸を招くとしたら、おしゃぶりで鼻呼吸になるようしつける必要があるからです。

欧米では早くからこの弊害に気付き、3歳をすぎてもおしゃぶりをくわえさせています。反対に日本で行われているこの誤った育児が、小児喘息《ぜんそく》やアトピーをもたらしたのです。

スポーツ・運動と正しい呼吸うがいが大切、のどを清潔に

スポーツについて、少しだけお話しします。

私は、スポーツは必ず口呼吸を招くので決しておすすめしません。少なくとも極端な肥満でない限り、する必要がないのです。身体に良くないのです。なぜかと言うと、自律神経の交感神経を過度に緊張させてし

まうのです。逆に副交感神経を刺激しながら身体を動かすような呼吸運動は大変いい影響が出ます。太極拳、散歩、深い呼吸をしながら、ゆったりした鼻呼吸体操を行うことなどです。呼吸は必ず鼻で、横隔膜と肺で一杯吸って下さい。東洋系のヨガも悪くありませんが、呼吸法に気をつけましょう。

次に、その呼吸について考えます。呼吸には、外呼吸と内呼吸があり、呼吸で重要なのは、細胞内におけるエネルギー代謝で、ミトコンドリアが95％担当していますが、これを内呼吸と言います。肺で血液のガス交換が行われますが、これが外呼吸です。両者をとりもつのが血液・リンパ液で、血液細胞が血管とリンパ管の中を心臓脈管循環系によって巡《めぐ》ります。

内呼吸、外呼吸、心臓循環系の三つのうちどれか一つでも機能がストップすると生命は終わりです。生命とはエネルギーの渦《うず》が巡ると共に起こる生命体のパーツ、または個体丸ごとのリモデリング（新旧の交替、新陳代謝）で、老化（エイジング）を克服するシステムです。ですから、エネルギーの渦が止まるとこの生命システムも終わります。渦の巡りの悪化が難病や免疫病です。

では、正しい呼吸はどうやったらよいのでしょうか。まず、鼻呼吸で、腰を伸ばし、姿勢を正します。バンザイをして、唇と尿道と肛門をピタリと閉じます。上下の歯を1ミリ開けて、横隔膜を頭側につり上げ、同時に胸一杯に肺を拡げます。

これにより、吸気の時に腹がへこみ、肺が最大限拡張します。呼気の時には、横隔膜をゆるめ、重力に従って下ろします。これが鼻呼吸体操です。この体操で身体の隅々まで血液が巡り、酸素を十分に含んだ血液が行きわたるのです。

反対に、口呼吸、つまり外呼吸の失敗と冷たい飲食物で、腸内の本来無害な常在菌が扁桃腺のリンパから白血球に入り、身体中にばらまかれると、まず腸がやられます。肺、膀胱《ぼうこう》、子宮、前立腺はどれも腸に由来する器官ですから、外呼吸がダメになると、肺、心臓、腸管、生殖器に障害がでてきます。

口呼吸を少しでも注意し、身体を守るために、緊張を強いられるケースでは、意識して鼻呼吸にしたり、口からのウイルスや細菌の侵入を防ぎ、扁桃腺《へんとう》を腫《は》らさないよう、うがいをこまめに行い、のどを清潔に保つことをおすすめします。

PART5

十分な睡眠、寝相、骨休めの重要性

このコーナーのポイント

❶大人は８時間、子どもは10～12時間の睡眠をとりましょう。
❷重力からのストレスを解放しないと造血作用が働きません。横になっての骨休めが大切。
❸睡眠不足は、脳のリモデリングを直撃。脳血管の新陳代謝ができないと生命の終わりです。
❹神経細胞は筋肉システムの一部。両者を休めるのが睡眠。
❺人間の細胞は60兆個。毎日1兆個が新陳代謝しています。
❻寝相が大事。必ず仰向けで、寝相は小の字型がよいのです。横向きは鼻づまりが生じ、口呼吸の原因になります。

人間は直立二足歩行のため重力からの解放と8時間睡眠が大事

健康を保つには、１日最低三分の一は眠ることが大切です。少なくとも横になる骨休めが必要です。これは、立ったり座ったりしている間に重力から受けるストレス（引力エネルギー）から、身体を解放する必要があるからなのです。人類は、直立二足歩行という行動様式のため、身体は常に骨休め不足になりがちです。それによって、骨髄造血に障害が生じやすく、寿命が縮みます。地球の引力が、生物すべてに大きな影響を与えているのです。成人ですと、重さ５キロの頭を２メートル近く持ち上げ、60キロぐらいの人なら、40キロの胴体を１メートル以上持ち上げます。これは大きなエネルギーを使います。この状態が長く続くと、それを支える筋肉と骨に大変な疲労が生じます。

従って、疲れた時には１日の半分ぐらい寝てもかまいません。鼻呼吸で12時間も眠ると力がわいてきます。子どもは特にそうなのです。小中学生は早寝が大切です。しかも自然に起きるまで眠らせておくほうがいいのです。また、睡眠不足は、脳の血管のリモデリングを直撃します。脳の血管が新陳代謝できなくなれば、生命が終わりになります。年をとると睡眠時間が短くなりますが、8時間睡眠ができなくてもかまいません。ただ、横になっての骨休めは、8時間必要です。

　また、生きていくうえで、呼吸と睡眠は大切なポイントです。短時間睡眠だと、突然死を招く恐れがあります。なぜかと言うと、短時間睡眠では、睡眠中に必ず口呼吸になり、いびきをかき、無呼吸症を合併するからです。無呼吸症は、心臓と同じ呼吸筋肉でできている舌が気道を塞《ふさ》ぐためにおこります。3～4時間の睡眠だと、余りに疲れているため、深い眠りにおち入り、舌の呼吸筋肉が目覚める前に心臓が止まってしまうことがあるのです。5～6時間睡眠だと、かすかに目を覚まし、舌を動かすので息をつぐことができます。これは血中の炭酸ガスの濃度が高まると、延髄《えんずい》を刺激して呼吸筋肉の舌を覚醒《かくせい》させて動かすからです。

睡眠と瞑想中は神経細胞が回復する
寝相は小の字、必ず上向きで

　睡眠の重要性を知るためには、「脳や脊髄《せきずい》の神経細胞とは何か」ということを知る必要があります。神経細胞とは筋肉のシステムの一部です。睡眠はこの両者を休めるために必要不可欠なことなのです。そして、睡眠中に細胞のリモデリングが行われます。人間は、60兆個の細胞のうち、1兆個が一晩でリモデリングします。睡眠をとらないと新陳代謝《しんちんたいしゃ》（リモデリング）が行われず、ミトコンドリアも働き始めません。

　興味深いのは、睡眠中と瞑想《めいそう》中に神経細胞の回復を促す力があることでしょう。重力作用に抗して筋肉が働く時には、リモデリングは行われません。例えば座って眠ってもリモデリングは行われないのです。眠りに落ちなくても、静かに横になって骨格筋を休めることの必要性がおわかりいただけると思います。横になると、身体が位置のエネルギー（重力作用）を解除してくれるためです。睡眠不足、骨休め不足は造血に支障をきたします。

　その他、寝相は小の字型にして、必ず上を向いて眠ること。横向きやうつぶせは、歯、あごにとってマイナスで、鼻のうっ血により鼻づまりが発生し、口呼吸になりかねないからです。できれば枕は使わないか、やわらかいものにして下さい。質のよい、8時間の暖かいゆったりした睡眠は健康のための必要条件です。

PART6

免疫病とは何か？どうしたら治せるか？

このコーナーのポイント

❶免疫病はエネルギーの不適、つまり骨休めの不足からと腸、身体の冷え、太陽光線不足などから生じます。

❷お互いに関連し合わない臓器はありません。自律神経によって相関関係が運営されます。

❸がんは免疫病です。60兆個の細胞のリモデリングの正常化が大切です。

❹がん細胞は1日千～3千粒発生しますが、免疫力が正常に働いていれば除去できます。

❺ストレスとはエネルギーの総称です。

西洋医学は、免疫病の診断不能状態本質はエネルギーの生命体への作用

免疫病というのは、身体に作用するエネルギーの不適と身体の細胞レベルの呼吸が司《つかさ》どるミトコンドリアのエネルギー代謝の変調が原因でおこる疾病です。エネルギーの不適とは、骨休め不足による重力作用の過剰、腸や身体の冷え、太陽光線不足、気圧、温度、超音波や放射線、電磁波の生体への作用があります。ちなみに、ミトコンドリアの変調の原因としては、タバコやシアン、大気汚染等の毒物作用、ビタミンやミネラル不足、ウイルスや細菌感染、口呼吸や腸の過冷却などが一般的です。現在の医学はこうした原因をきちんと分析できません。それは臓器別医学だからです。臓器別にまちまちに現われる障害の本体、栄養の過不足、身体の使い方の誤り、質量のない物質エネルギーの働きや、生体力学エネルギーによって生じる疾患が見過ごされるのです。現代の西洋医学で免疫病が診断不能状態になってしまったのはそのためです。

臓器はお互いの相関関係で成り立っています。生体力学系と循環系、ホルモン系と神経系、つまり、中枢

―末梢神経系と自律神経と呼ばれる二つの神経の五種類のシステム系でまかなわれています。

自律神経系は内臓腸管系を中心にした、消化・吸収から生殖細胞と泌尿の排出までをコントロールする副交感神経系と、筋肉・皮膚・感覚系と内臓腸管系を結ぶ交感神経系です。こうした意味でも、エネルギーの生命体への作用の本質を考慮する医学が今日の課題です。

がんは免疫病です。60兆個でできている個々の細胞の生命力が免疫力であり、そのリモデリングがうまく働かないと、がんという病気が発生します。がん細胞は成人では、1日に千~3千粒発生するといわれます。免疫力がきちんと働いていれば、それらは消化吸収されますが、免疫力が弱まっていると増殖し、やがてがんになります。これは、白血球の力を強めることで除去できますから、毎日いきいきと白血球を活性化する生活スタイルが大切です。白血球の細胞消化力は、体温を1~2度高くすると強まります。逆に低体温は細胞消化力を弱めます。

白血球を活性化させるためには、ミトコンドリアをいきいきさせることです。すべての免疫病はミトコンドリアの障害で起こります。ですから飲み物、食べ物を温かいものにしたり、湯たんぽでお腹を温めたり、お風呂にゆっくりつかったり、がんの自然治癒力を高めるには、身体を温めることが何より大切になるのです。がん患者はほとんどの場合、低体温です。その上、口呼吸があると細胞内感染でミトコンドリアが障害を受け、悪循環になり、また低体温化します。私の考案したノーズリフトで鼻呼吸トレーニングをし、身体を温めれば、ほとんどのがんは縮小していきます。

ミトコンドリアの活性化を計る身体環境づくりをすること、すなわち、鼻呼吸、身体を温める、十分な睡眠と骨休めなどでリモデリングの力を著しく高めること、それが自然治癒力であり免疫力の正体なのです。

最近、ストレスが身体によくないと言われていますが、ストレスとはエネルギーの総称で、ネガティブな負荷をかける悪いエネルギーのことなのです。例えば、重力エネルギーや過冷・過熱のエネルギーなども、ストレスの一種であり、ミトコンドリアの働きにダメージを与えます。対人関係のストレスも生命エネルギーですし、人の死や大地震などのストレスでも、負のエネルギーとして影響を及ぼします。

PART7

エネルギーから生命を捉えなおす

このコーナーのポイント

❶お腹の胎児は受胎から誕生の間に30億年の地球の歴史をたどって進化の変容を再現します。
❷日本人やアメリカ人のエネルギーに対するでたらめな生き方は、正常な哺乳動物の成育の範囲を越えています。
❸生命活動を司る基本は、ミトコンドリア。免疫病はミトコンドリアの障害でおこります。
❹ミトコンドリアは37度以下では働きが鈍ります。身体を温めることが健康の基本条件。
❺何より大切なことは、生き方を改めること。哺乳動物の一員であることを自覚すべきです。

胎児は30億年の地球史と同じ進化日本人のでたらめな生き方は問題

免疫病とは何か、その成り立ちを生物進化学から追ってみます。具体的な理解のために、私たちの身体が受精卵から分裂をくり返してゆく様子を観察してみましょう。19世紀の生物学者、ヘッケルが主張したように、「個体発生が系統発生をくり返していく」のが、人間誕生です。その様子は進化の過程をなぞるかのようです。私たちの生命の始まりは単細胞です。それが時間とともに分裂し、母体の中で多細胞動物として、どんどん形が変わっていきます。原生動物から多細胞動物への進化の再現です。えらができる時期は人間では受胎後31日頃で、その後えらはふさがり、鼻と口が融合分離していきます。肺呼吸です。ちょうど、進化の過程での水中生活から陸上生活への変化です。こうしたプロセスを経て、人は38日で哺乳動物型の胎児として完成します。胎児の期間はほぼ30億年におよぶ地球環境と同等の系統発生（進化）のプロセスであり、それが十月十日、約280日の母体の環境なのです。

生物進化学でもっとも注目しなければいけないのは、

18~19世紀の生物学者、ラマルクの業績です。「用不用の法則」がそれです。つまり、生命進化の成り立ちと生命のしくみを理解する上で、必要不可欠なこの法則とは「身体の特定の器官を使ったり使わなかったりすると、その器官が発達したり、萎縮して退化する」というものです。例えば、100~200万年間、光を感知しない暗闇で繁殖をくり返しているうちに、サンショウ魚は必然的に視力を失います。このラマルクの法則を考える上で、重要なのは、生育条件の範囲を越えると、身体の変化の方がついていけず、病気をおこすことにあります。これが免疫病です。

今の日本人やアメリカ人のエネルギーに対するでたらめな生き方は、まさに正常な哺乳動物の成育の範囲を越えています。冷えたビール、アイスクリーム、夜更かし、クーラー、電磁波あび放題などや、睡眠中の口呼吸、骨休め不足などの生活スタイルです。

身体をいたわれば免疫病は治る 病気の原因は過度の文明社会

本来ならば、身体をいたわれば免疫病は治ります。細胞のリモデリングを促すために、ミトコンドリアが生き生きと活性化する環境を自ら整えることが大切なのです。腸や皮膚を強力に冷やしたりせず、鼻呼吸に改め、身体を温めて十分に骨休めをし、食物を正し、咀嚼《そしゃく》をじっくり行えば病気が自然と治っていくものなのです。従って、健康で生きるためには生き方を改めねばなりません。しかし今日、日本は危機的状況を迎えています。大人たちの免疫病の増大に加え、次代を背負う子どもや若者たちが非常に健康をそこねています。小中学校での不登校や、低体温、睡眠障害、学力低下などが指摘されて久しいのです。早急に対策を取らないと、ますます取り返しのつかない状況に陥《おちい》るでしょう。喘息《ぜんそく》、アトピー、アレルギーなども同様です。

哺乳動物の「生命のきまり」を明らかに逸脱した文明社会。この生活スタイルが危機の原因なのです。

睡眠をとるということは、重力の働きを最少化する行為ですが、私たちはこの重力が及ぼす作用を忘れてしまっています。本来、太陽光線によって、哺乳動物の細胞呼吸に不可欠なタンパク質の活性化が、健康に生きるために必要です。ところが若者たちをはじめ、多くの人々が夜行動物になっています。これらの生き方の誤りが、がんを始め、難病を誘発しているのです。

これらの病気は、日本の場合、高度経済成長の後、先進文明国に仲間入りしてから急増しています。人間が「しゃべる」という行動様式を持ち、さらに働きすぎや、快適で便利という文明を手に入れたために、ミトコンドリアの障害を生み出し、個体のエネルギー代謝が不調に陥《おちい》ってしまいました。

生命の原則を見つめ直し生き方を改めて、健康を取り戻す

ミトコンドリアの活性化には、何度もお話しした通り、37度という体温が必要ですから、身体を冷やす生活スタイルでは当然、活動が鈍ります。ミトコンドリアは細胞エネルギーの産生《さんせい》や、その細胞に特異なホルモンなどの物質を生産し分泌している、大切な細胞内小器官ですから、寒冷エネルギーにさらされると、人間の身体に様ざまな不調を生じさせてしまいます。しかも、ぐっすり眠っている時だけ、細胞小器官のミトコンドリア自体がリモデリングして、細胞内で増殖できるのです。哺乳動物の生命のきまりの範囲を越えたでたらめな生き方をしていれば、当然、病気が法則性を持って起こります。

しかしながら、残念なことに、免疫病がミトコンドリアの障害で起こっていることに気付いている人は、皆無といっていいと思います。身体の中で赤血球以外のすべての細胞はミトコンドリアを持っているのです。

しかしご安心下さい。体力を十分に養った状態を保ち、ムチャをしなければ、ミトコンドリアは元気に活動してくれます。身体の内部に巣食った細菌やウイルスも活動をしにくくしたり、消化・吸収して栄養にしてしまいます。エネルギー代謝が活発で、骨休めが十分で、体温が下がらなければ、寄生体であるウイルスは細胞内で遺伝子に組み込まれ、バクテリアは消化され、リモデリングに際して無毒化され、尿や汗として排出されるのです。この細胞レベルの消化力を、従来、「免疫力」と呼んでいたのです。

従って、何より今大切なことは、生き方を改めることなのです。人間が哺乳動物の一員であることを自覚し、生命の原則、きまりを守る。鼻呼吸、正しい食事、よく噛《か》む、冷たい環境や飲食をさける。よく眠り、十分な骨休めをし、正しくエネルギーを摂取して生きてゆけば、健康が約束されます。

（取材／高橋利直・文／柴田敬三）

特集 2

生命力を高める 漢方、整体、呼吸法

猪越恭也 Yasunari Ikoshi

（東西薬局代表・薬剤師）

p.28

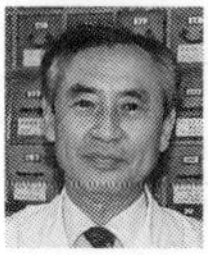

五臓を鍛えて健康になる

1935年生まれ。東京薬科大学卒業。薬剤師。現在、中国長春中医学院客員教授、明海大学歯学科臨床研究所非常勤講師などを務める。家庭中国漢方普及会を主宰、中国医学の家庭への普及をめざして活躍中。著書多数。

井本邦昭 Kuniaki Imoto

（井本整体主宰）

p.44

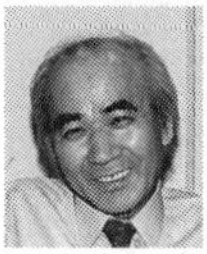

自然に順応するからだをつくる

1944年山口県生まれ。医学博士。井本整体を創始した父に整体法を学ぶ。東洋医学を修める一方、ドイツのヘルベルト・シュミット教室、スイスのヘルマン・マッテル教室で西洋医学を学ぶ。井本整体を継承、発展させ海外でも整体法の普及に務めている。

内田清文 Kiyofumi Uchida

（調和道協会事務局長）

p.62

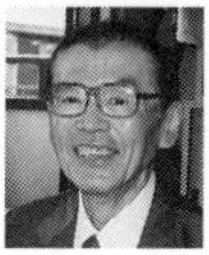

吐く息と腹の力が生命エネルギーを高める

1932年熊本生まれ。東京大学法学部卒業。心身を強くしたいという一念で呼吸法を始める。1977年９月調和道協会入会。1995年５月に調和道協会理事に。1999年５月には副会長に就任。2005年５月に理事・事務局長となり指導にもあたる。

顔や爪の症状チェックで
隠れた体のトラブルを自己診断

五臓を鍛えて健康になる

猪越恭也（東西薬局代表・薬剤師）

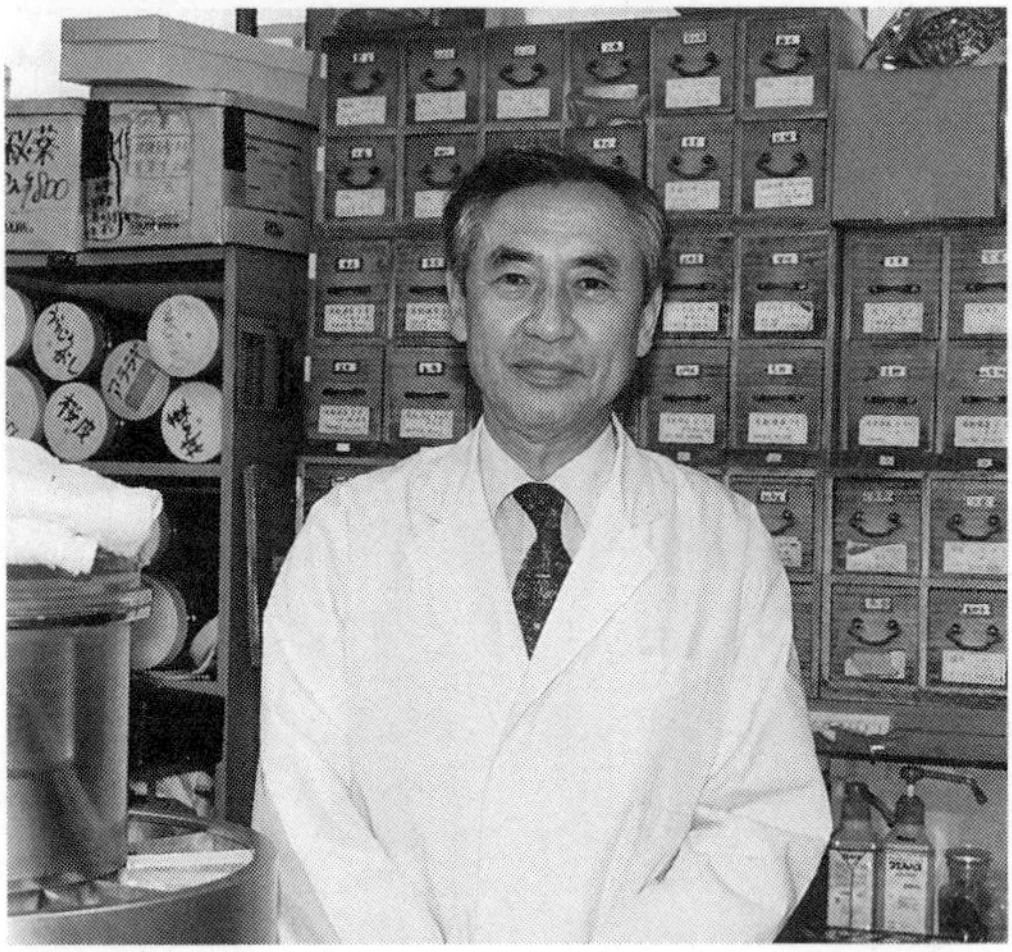

いこしやすなり
1935年生まれ。東京薬科大学卒業。薬剤師。現在、中国長春中医学院客員教授、明海大学歯学科臨床研究所非常勤講師などを務める。家庭中国漢方普及会を主宰し、中国医学の家庭への普及をめざして活躍中。著書に『自分でできる中国家庭医学』（農文協）、『新中国の漢方』（読売新聞社）、『漢方・薬膳』（NHK学園テキスト）、『顔を見れば病気がわかる』（草思社）など。

病気の予防や治療に、お医者さんから薬をもらえば、それでこと足りるという時代は終わりました。生活習慣病、環境の変化による体調の異変が急速に増えて、従来の治療法を繰り返すお医者さんでは治すことができなくなっています。まさに「自分の健康は自分で守る」時代です。自分の体を知ることができれば、事前に病気を予防することもできますし、かかったとしても早めに気づくことで大事に至らないようにできます。
そこで、顔や爪の症状をチェックすることで隠された内臓のトラブルを自己診断する方法を猪越恭也先生にお聞きしました。

五臓が健全に働くと健康になる

中国医学と西洋医学では五臓のとらえ方が違う

中国医学の診察法に四診があります。四診というのは、望診、聞診、問診、切診をいいます。できるだけ患者さんから正確な情報を得るために、この4つの診察法を行って、偏りのない情報を得ます。そのうちの望診を活用して、顔全体及び顔にある感覚器官の状態から内臓の状況を知ります。

顔には目、耳、鼻、口などの感覚器官が集まっており、中国医学の長い経験から感覚器官と内臓とのつながりがわかっています。例えば、肝は五臓六腑のうちの肝臓を指し、「肝胆《かんたん》相照らす」というように、西洋医学の肝臓、胆のうに近い働きをする内臓です。「肝は目に穴を開く」ともいい、目とつながっています。

また、顔は一番血管が集まってきているところで、顔は表情、顔色などで精神状態もよく反映しています。大雑把なことをいえば、顔色、目、肌、つや、ニキビ、湿疹などがあるか、ないか。青白い、赤い、黒ずんでいる、毛細血管が見える、いきいきとしている、ボーっとしている、などを見て、内臓がどのような状態になっているかを診断します。

お互いに相関関係にある五臓の相生関係と抑制関係の仕組み

人が健康を保つには五臓が健全に働いていることが大切です。中国医学の五臓とは、「肝」「心」「脾」「肺」「腎」の5つを指し、西洋医学の肝臓・心臓・脾臓・肺・腎臓よりももっと広い概念を持っています。「肝」は血液の貯蔵や再生、体の生理機能に関係しま

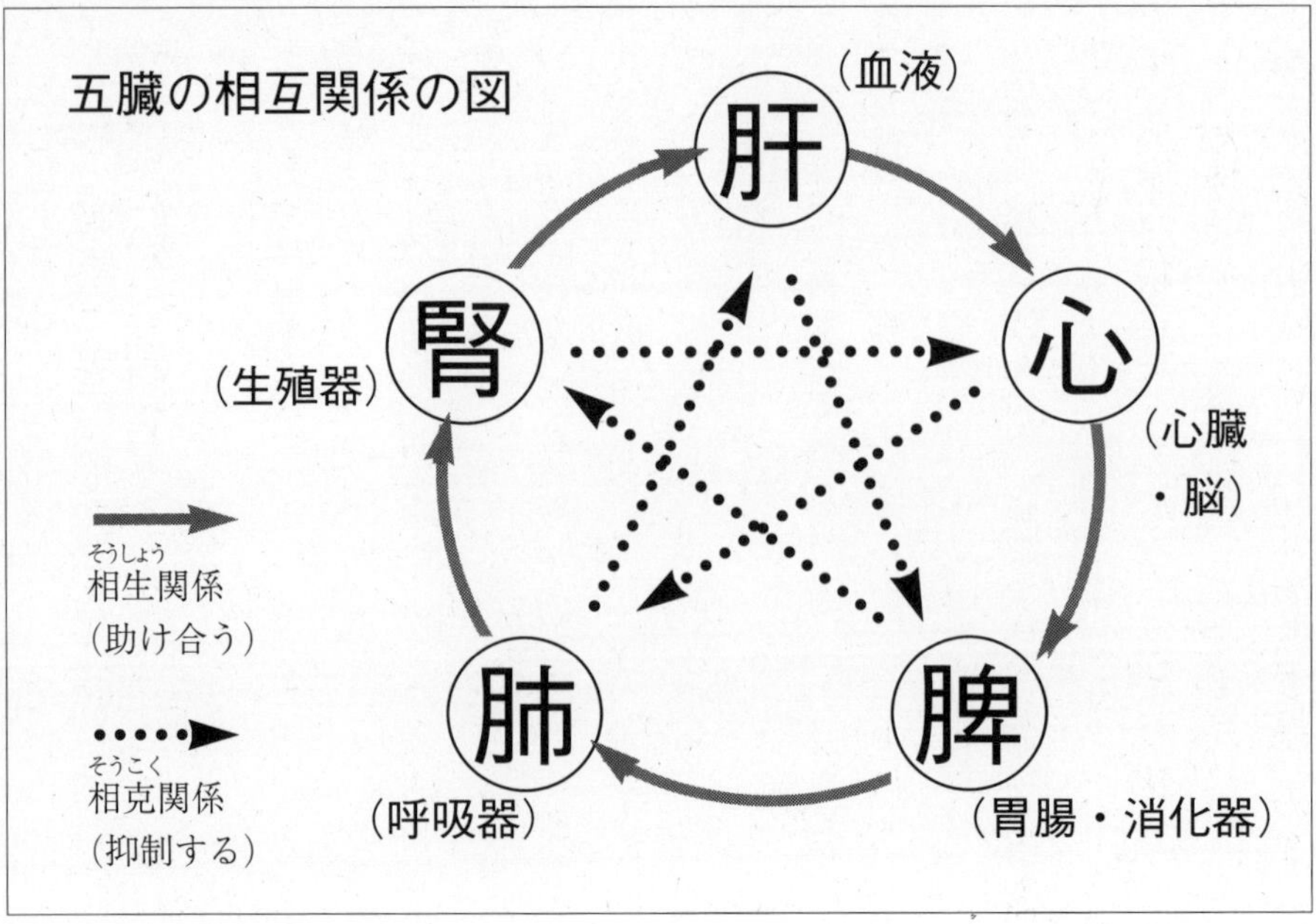

す。おおむね西洋医学の肝臓に近い内臓系です。

「心」は血液を全身に送り出すポンプの役割の心臓と心（脳）の働きに関係します。

「脾」は、消化器系に関係し、口、食道、胃、腸にあてはまります。

「肺」は呼吸器系に関係し、肺、鼻、のど、気道、気管支、皮膚にあてはまります。

「腎」は体の中の水分の代謝に関係する腎臓、生命を生み出す生殖器系にあてはまります。

この五臓の働きによって、人間の生命活動が担われているのです。

西洋医学は内臓それ自体のことはわかっていますが、それぞれの内臓器官の相互連携がよくわかりません。中国医学は相互連携を非常に重視します。例えば消化器系と呼吸器系は親子関係にあり、消化器は親で呼吸器は子です。さらに呼吸器系の子としては腎があり、腎の子は肝、肝の子は心、心の子は消化器の脾・胃で、脾、胃の子は肺と、グルグルまわります。それを相生《そうしょう》関係といいます。時計まわりに助けあっています。一方、対角線を結ぶと抑制（相克《そうこく》）関係になります。

肝

解毒、老廃物を除去、心（脳）にも影響を与える血液の貯蔵庫

西洋医学で「肝臓が悪い」といわれたら、ほぼ肝細胞が破壊されています。そのために本来なら血液に少ししか出ていないトランスアミラーゼという酵素が血液中にドッと出てきます。心臓や腎臓に異常がなくトランスアミラーゼが出てくると、たいがい肝機能異常ですから、「お酒を飲まないように」といわれます。あるいはウイルスに感染したり、薬物で肝臓が壊れているかもしれません。

中国医学では肝臓は血液の貯蔵庫です。臓腑《ぞうふ》的な関係では「肝は心（脳）を養っている」といいます。また、肝のトラブルと眼精疲労が著しい、情緒的に不安定になる、怒りっぽくなる、睡眠が浅い、筋肉の引きつり、筋肉痛、爪がもろいなど異常が起こります。

西洋医学的な検査では何でもなくても、未病（病気を未然に防ぐ）という観点からいえば、そういうところをチェックすれば、事前に用心することができます。

「どうもこのごろ、目がおかしい」「爪がもろくなった」などの症状が肝とつながっていることを知っていれば、お酒を控えることができます。

また、側頭部は肝・胆のう系が関与していますので、側頭が痛いと肝胆系の異常と捉えて治療します（ちなみに後頭部は主として腎の領域です）。

肝は解毒、老廃物の除去をします。脳との関連も深くて、血液が汚れると脳の働きが悪くなり、怒りっぽくなりますし、筋肉がこわばって痛くなります。

肝臓は血液の貯蔵庫という点では西洋医学も一致していますが、西洋医学では、主として肝細胞の破壊を問題にしています。中国医学ではそうなる前に肝の発している危険信号を見つけることができます。

ポイント

- ●肝臓は血液の貯蔵庫。
- ●肝の不調が血液の汚れを招きます。
- ●肝が悪いと、眼精疲労、情緒不安定、怒りっぽい、寝つきが悪い、睡眠が浅い、筋肉の引きつり、筋肉痛、爪がもろいなどの症状が出ます。

心

精神を支配する大脳と、血液を送り出すポンプの働き

中国医学では、心臓は「心が宿る内臓である」と認識しています。

西洋医学では、例えば心臓移植をしても精神は変わらないのだから、心臓と脳は関係ないという立場に立って、中国医学でいう「心（心臓）は心（脳）が宿る内臓」というのは非科学的だと否定しています。しかし、実際には心臓と精神の関係は密接です。

また、「心は血脈を司る」ともいい、血液の循環にも関与しています。ですから、中国医学でいう心臓は、大脳の働きと血液を送り出すポンプの働きの両方を持った内臓としてとらえています。西洋医学のように、ただ循環だけの機能というのなら、心臓などという名前はいりません。ポンプといえばよいのです、そうではないところに意義があります。

臨床的に見て、血脈にかかわる狭心症、心筋梗塞のような心臓病のある人は日常生活の中で強い不安を感じています。またよく眠れません。

狭心症、心筋梗塞の患者さんの治療を進めて冠状動脈の血液の流れがよくなり、心臓が再び健全になると、不安感が減り、睡眠も深くなってくるのです。そのことから、心臓と脳は非常に密接につながっていることがわかります。

人はびっくりすると、心臓がドキドキします。素朴に、脳と心臓のつながりは、日頃経験するところです。それを、中国医学でははっきり認識しています。

ポイント

- 中国医学の心（心臓）は大脳の働きと血液を送り出すポンプの役割。
- 肝臓と深い関係があり、肝臓で血液の汚れが解消されると心（脳と心臓）の働きもよくなります。
- 血液がきれいになり、冠状動脈の血流がよくなると狭心症、心筋梗塞など心臓病が回復、心臓が健全になります。
- 血脈がよくなることで、不眠、不安感などの症状も解消します。

脾・胃 西洋医学と大きく異なり、生命エネルギーを摂取する働き

西洋医学の脾臓《ひぞう》というのは、肝臓が腫《は》れたときに腫れてくるリンパ系器官です。もともと胎児のころには防衛機能を担っていました。それが少年期を経て成人になるとリンパ系の主な役割から外れて、老廃化した赤血球を破壊して鉄分を回収するというような働きをします。

一方、中国医学の脾臓は西洋医学の脾臓と大きく異なります。人間はこの世に生まれでてから、自分の力で飲んだり食べたりして栄養素を取り入れ、生命エネルギーをつくり出しますが、その飲食物に含まれるエネルギー源を体に取り込む働きをする内臓が脾・胃です。したがって、脾・胃は消化器系に相当します。

胃腸など消化器の働きが悪くなると、食欲の不振や下痢などになり、栄養失調などの症状が目立って来ます。また、栄養の吸収が低下しますので、貧血気味になり、皮膚の色が黄色っぽくなり、舌の色も赤みがうすく白っぽくなります。筋肉の発達が悪く、胃下垂などの内臓下垂を起こしやすく、むくみも出てきます。

歯茎《はぐき》から出血したり、あざができやすい、月経が止まりにくいなどの出血の症状がある人は、栄養が不足して毛細血管がもろくなっています。

また、脾・胃は肺（呼吸器）を助けますので、下痢など消化器系をしっかり立て直すことで、赤ちゃんのアトピーを治すことができます。

ポイント

●口から食道、胃、腸までの消化器系のことをいいます。

●消化器の働きが弱まると食欲不振、下痢、軟便、栄養不良、筋力低下などが起こり、内臓下垂となり、貧血気味になり皮膚の色が黄色っぽくなってきます。

●毛細血管がもろくなっているので、あざ、月経が長びく、歯茎からの出血などが起こります。

●胃腸の弱い人は栄養の吸収が悪くてやせている人が多かったり、水分コントロールができにくく、むくんだり、水太りになる人がいます。

肺

呼吸器全体をいい、脾・胃に助けられアトピーの改善も

中国医学で肺というのは、呼吸器全体をいいます。鼻から入った空気は、咽頭《いんとう》、咽喉《いんこう》を通って気管、気管支、細気管支を経て肺胞まで行き、ガス交換をして同じ道を戻ってきます。さらに皮膚も呼吸していますので、皮膚も呼吸器に分類されます。

今から二千数百年前の中国最古の医学書『黄帝内《こうていだい》経《けい》』に「肺は皮毛を主《つかさど》る」と書いてあり、皮膚、毛穴は呼吸器の一部という認識をしているのです。これによって慢性皮膚疾患の治療が根拠を得て、格段とうまくできるようになります。例えば、皮膚は肺（呼吸器）ですので、アトピー性皮膚炎は肺の病気の一つと考えればよいのです。アトピー性皮膚炎の人は喘息《ぜんそく》であったり、アレルギー性鼻炎であったりします。

西洋医学では皮膚を呼吸器系として認識しないで単なる〝皮〟としています。ですから、軟膏を塗ることが西洋医学の皮膚科の治療になっているのです。中国医学のように呼吸器のグループとして捉えると、他の内臓との関連が見えてきます。肺は脾・胃の消化器系に助けられていますので、赤ちゃんのアトピー性皮膚炎の場合には下痢を治して消化器をしっかり立て直します。そうすると皮膚はきれいになります。

ところが、ステロイドホルモン（注：下段）を使っている人は大変です。副腎皮質ホルモンを塗れば塗るほど副腎はホルモンをつくらなくなり、廃用性退縮が起こって萎縮しますから、治るわけがないのです。病気は薬で治るのではなく、人間自身の「治る力」（自然治癒力）で治っているのであり、薬は治る力を妨害するものを除いたり、治る力を応援するものです。薬が治していると考えるから薬の事故が起こるのです。

ポイント

●肺は、鼻、気管支、肺胞などの気道および皮膚呼吸をする皮膚まで、呼吸器全体を含みます。
●かぜをひきやすい、のどが痛む、アレルギー性鼻炎などは肺（呼吸器）が弱いからです。
●肺が弱い人は色白で肌が弱い傾向があります。

（注）ステロイドホルモン：腎臓の上に右左１個ずつある副腎の外側の皮質、副腎皮質で作られるホルモンは、構造上ステロイド核という物質を含んでいるためステロイドホルモンと呼ばれている。

腎

泌尿・生殖器系を包含、造骨、平衡感覚にも欠かせない臓器

中国医学でいう腎はものすごく多くの仕事を持っており、主に下半身の臓腑系を中心にしています。西洋医学でいう腎臓、膀胱《ぼうこう》の他に卵巣、子宮、睾丸《こうがん》などの生殖系が入ります。子孫をつくる生殖の機能は、他の肺や肝、心、脾などの臓器ではおこなえません。この子どもを産み出す機能は腎の仕事とされます。また、「腎は骨を主る《つかさど》」というように造骨にもかかわります。

例えば、活性化されたビタミンB_3がないと、せっかくイワシの骨を食べたり、牛乳を飲んでもカルシウムは素通りして排せつされてしまいます。私たちが飲食物から摂取したカルシウムを骨にするためにはビタミンB_3（活性型ビタミンB_3）が必要です。このビタミンB_3は肝臓と腎臓の働きによってつくられます。

慢性腎炎の人は骨がボロボロになってしまいます。腎臓が悪いと、せっかくカルシウムが豊富なものを食べても骨になりません。歳をとると骨が弱くなって腰が曲がり、歯がガタガタになり、骨粗鬆症《こつそしょうしょう》になりますが、それは腎の働きが落ちたことが大きな原因です。

腎は耳とも関係しています。耳の奥、内耳には平衡器官があり、その中にリンパ液の袋があります。そのリンパ液が過剰になると感覚器官（平衡器官）が乱れてめまいを起こします。それと同時に、内耳は聴覚に関係しますから耳鳴りが起こります。メニエル病は、その平衡器官のリンパ液が過剰になる代表的な病気です。中国医学では、体の中の水の代謝は腎の仕事で、さらに、「腎は耳を主る」といいます。そこで、腎をしっかりさせて体の中の水がうまく巡るようにすると、リンパ液の過剰が解消されメニエルが治ります。

ポイント

●体内の水の代謝、聴覚、生殖、骨や歯をつくるカルシウム代謝、体を温めるなどの働きがあります。

●腎が衰えると歯、骨がガタガタになり、白髪、脱毛、精力減退、排尿の障害、痴呆などの老化現象が。

●顔や目のまわりの黒ずみ、耳のトラブル、体のむくみ、冷えなども腎の弱まりが原因です。

まとめ

五臓点検で自分の長所、弱所を知り、さらに、家庭の医療で未病を予防する

五臓の動きをチェックすれば自分の長所と短所がわかる

病気に対する抵抗力、免疫力を上げるには、自分の長所、弱所を知ることが大切です。つまり、五臓がどういう状態になっているかを点検をすることです。

肝の働き、腎の働き、肺の働きなど、五臓をチェックしてみると、自分の長所と短所がわかります。西洋医学のように、アレルギー体質、肥満体質、虚弱体質といわれてもどうしたらよいかわかりません。

ところが、五臓点検で見ていくと、アレルギーの問題は外部と接触する部分ですので、基本的には皮膚ですから肺です。もう一つ外部と接触するところは消化管ですから、これは脾、胃です。肺と脾、胃はアレルギーのもっとも起こりやすい所です。

そのように認識して胃腸を丈夫にして呼吸器を守ればアレルギーがだんだん改善してきます。さらに慢性化している場合は腎も弱っています。ですから、脾、肺、腎を強化しようということで、食生活の改善や日常の運動法を実践する、漢方薬を使うなどの中国医学の知識で内臓をチェックすると、アレルギーも具体的に明らかになってきます。

健康情報に惑わされないで！未病の予防に家庭医療の充実を

未病（病気になる要因のある状態）を防ぐという意味では、家庭の医療が充実していなくてはいけないと思います。今の家庭の医療には不安があります。極端にいうと何もありません。「思いっきりテレビ」があり、本屋さんに行けば健康雑誌がいっぱい並んでいます。情報はそれこそ、ふんだんに与えられています。

しかし、毎日毎日、あれがよい、これがよいという

脈絡のない個々の情報が出てきて、それに振り回され、結局何がなんだかわけが分からないというのが実情です。自分で健康を判断する基準がありません。つまり、系統立った理論をもった家庭の医療が必要で、その資格がある医療こそが「中国医学」なのです。今では通信講座やさまざまなテキストも市販されていて、独学でもマスターできます。

例えば、水飲み健康法で、水を毎日2リットル飲めというと、おじいちゃん、おばあちゃんは真面目ですから、なんとしても2リットル飲みます。そうすると、夜中に小便が多くなり、下痢をし、むくみます。人間には個体差があります。体が熱い人は水をたくさん必要としますが、体が冷え込んでいる人は水はそんなにたんさんは要《い》りません。

そういう個体差を基準にしておかないと本当の健康法にはなりません。自分の体の長所、弱点を見極める知恵は非常に重大です。

家庭にちゃんとした体系のある医療を持たないと、病気を未然に防ぐ未病治療を実現することはできません。家庭（一般）の人々に、どこまで自分を守る知恵を広めていくことができるかが日本の医療の大きな問題だと思います。

自分の力で病気を克服することに、力を入れるべき

家庭の医療を充実させるように医療構造を改善しない限り、日本の医療はよくなりません。医薬品と称して毒性の強い化学品を大量に使い、医療費もどんどん上がっています。

例えば、抗ガン剤は基本的には毒薬です。ですから、いかに自分でガンを防ぐか、抑えるようにするか、また、起きたものをどうやって自分の力で克服していくかということにこそ、もっと力を入れなければならないのです。

今回お話ししたような五臓の話が背景にあって、はじめて顔に表される内臓の総合的な状態が読みとれます。これは現代の西洋医学ではできないことです。

まず手始めに、顔にある感覚器官のさまざまな症状から内臓の状態を診断し、健康になるための方法を見つけていきましょう。

隠れた不調を自分でチェック！

顔を見れば病気がわかる

顔にある感覚器官と五臓は密接につながっている

顔は血液及び血管の状態、内臓の総合的な状態を表しています。また顔にある感覚器官と内臓との関係でいうと、耳は五臓のうちの腎、目は肝、鼻は肺、舌は心臓、口・唇は脾（消化器系）と深くつながっていることが分かりましたね。ここからはそれらの感覚器官と五臓との関係の中で、顔に表れている感覚器官の状態を総合的に見て体の状態を診断していきます。

さらに顔を部分的に見ていくと、目の周辺からこめかみ、側頭部にかけては肝（肝臓、胆のう系）の状態、耳のまわり及び後頭部にかけては腎の状態、鼻のまわりは呼吸器系の状態、口のまわりは消化器系の状態が反映されます。

顔色

五臓の働きを反映、皮膚の色の変化で体の状態がわかります。血液が汚れると青や黒みを帯びます。

体の変化や内臓の状態（働き）は顔色に表れます。顔色と五臓の不調の関係を見ると、青は肝（肝臓、胆のう）の不調。赤は心（心臓、脳）の不調。黄は黄疸を除いては脾（胃腸など消化器）の不調。白は肺（呼吸器）の虚弱。黒は腎（泌尿器・生殖器）の衰弱を表します。

●顔色が青白いのは冷える傾向です。顔色が青白く、青筋が目立つ（子どもに多い）のは肝の働きに問題が起きて緊張しやすくなっています。

●狭心症、心筋梗塞などの人は、顔面が赤味を増してきます。異常な赤さは心臓と深い関係があります。

●血液の循環が悪いと熱の分離が起きて、足は冷たく、顔は熱くてのぼせるという「冷えのぼせ」に。
●顔色が黄色っぽい人は胃腸など消化器が弱く栄養が摂りにくいので貧血傾向になります。
●顔色が白いのは美容上よいとされますが、貧血傾向で、呼吸器系が弱い人に多く見られます。
●皮膚の色が黒ずんでいるのは、腎が弱い（腎虚《じんきょ》）か瘀血《おけつ》（血液の汚れ、滞り）です。
●目のまわりの隈《くま》が濃くなるのは、瘀血と腎虚の両方があり、高齢者の場合には腎の弱りが多く、若い人の場合は瘀血、血行障害の場合が多くあります。
●肌のくすみは、瘀血と腎虚の両方があります。皮膚も代謝が悪くなって黒ずみやすくなります。耳が遠くなった、精力が減退した、抵抗力が落ちたと同時に肌が黒ずんでくれば、腎が弱っている証拠です。
●皮膚に艶がなく、パサパサしているのは栄養状態の悪さを示しています。主に脾・胃（消化器）に異常があります。あるいは老化です。
●マイナス思考の人は表情が暗く、プラス思考の人は、めったに暗い顔をしていません。

ほお

肝、肺、心の働きを反映、血液や呼吸器の状態がわかります。青い、赤くほてる、白っぽい、シミ、吹き出物等。

ほおは顔の中で一番広い面積を占めています。また、血管がたくさん集まっている場所です。そのため、喜びや悲しみ、恥ずかしさなどの心の変化、寒さや暑さなどの外的変化、体の中の冷えと熱さなど、さまざまな身心の変化が原因で起こる血行や血液の変調をまっさきに見て取れます。

●健康なほおは、やや赤みをおび、つやがあります。
●赤みが強すぎるのは頭部に熱があり、のぼせが。
●赤みが強く、動くと汗をかきやすく、動悸《どうき》がしたり息切れし、あるいは胸痛があるような場合は、心臓の血栓症などの疑いが。
●顔色が白っぽくてつやがないのにほおだけに赤みがあるときは、体が衰弱して体液が不足しています。老化や慢性病、疲労などが原因と考えられます。
●ほおが青白っぽい人は肝の機能が不調です。また、呼吸器系の弱い人は全体に色白です。

目

肝の働きを反映、血液と精神の状態がわかります。疲れやすい、ぼやけ、かすみ、視力減退、涙が多い、充血、など。

「目は心の窓」ともいわれ、精神状態をよく反映しています。その人の目を見ると、意識が正常に働いているかどうかがわかります。

目を見ることによって、例えば向神経薬などの薬物の服用、精神・神経面の異常、興奮性が強いかなど、その人の精神状態を知ることができます。

外部から最も多く情報を受け取っている目は大量にエネルギーを消費しています。栄養や酸素を運ぶ血液の質や量が落ちると、その影響は直ちに目に表れます。

●目が疲れやすい、かすむ、ぼやける、視力が落ちてきたなど目の訴えが多い人は、肝臓が弱って、目に十分な栄養を送れなくなっています。

●視力減退、白内障、緑内障、眼圧の変化、ドライアイ、涙が多い、充血しやすいなどのあらゆる目の症状に対して、きれいで栄養豊かな血液が必要です。肝を守ることが治療と予防につながります。

口

脾（消化器系）の働きを反映、胃腸、血液の状態がわかります。唇が荒れる、口内炎、歯茎の炎症など。

口は、消化器系で胃腸の状態をよく反映しています。唇が荒れやすいのは、口の中から食道にかけて乾燥しているからです。糖尿病の人、口が乾いてよく水を飲みたがる傾向のある人は、口の中から食道、胃にかけて乾燥のある人です。

唇は、粘膜ですから、皮膚よりも血液の状態がよく見えます。ちょうどよいのがピンク色です。

●唇の色が白い場合は血液がうすく、口紅を塗ったように真っ赤な場合には血液が濃く、唇の赤味の強い人は、五臓の腎が弱って体液が減少しています。

●歯茎は胃とつながっています。歯肉炎をしょっちゅう起こしている場合は胃に炎症があります。

●のどがイガイガして咳が出やすく止まりにくい、などは気道が乾燥しています。

●食べたいと思っても胃が受けつけない場合は食道から胃にかけての粘膜が乾燥しています。

耳

腎の働きを反映、体の中の水の代謝の動きがわかります。湿疹、耳鳴り、めまい、中耳炎など。

耳は腎と深く関係しています。耳の奥、内耳にある平衡器官にリンパの袋があり、その中のリンパ液の揺れで、人間は自分の体の揺れや傾きを認識します。中国医学では、体の中の水の代謝に関係するのは腎で、「腎は耳を主《つかさど》る」といいます。そこで、腎をしっかりさせて体の中の水がうまく巡るようにすると、耳の病気を防ぐことができます。

●耳のまわりに湿疹がいっぱいできるような状態は腎が弱っています。

●耳鳴りがする、耳垂れ（匂い、化膿した分泌液が多い）が出やすい、中耳炎を起こしやすいという人も、腎が弱っています。中耳炎をしょっちゅう起こすのは腎系が弱っているからです。

●耳が非常に小さい人は腎系が弱い可能性があります。腎が弱ると、内耳の平衡器官にリンパ液が過剰にたまり、めまいが起きることがあります。

鼻

肺の働きを反映、呼吸器系、消化器系の状態わかります。鼻水、鼻づまり、できもの、花粉症など。

鼻は呼吸器系と関係が深い器官で、皮膚との関連もあります。鼻のまわりにできものができるのは呼吸器系が弱っています。鼻が構造的に小さい人も呼吸器系が弱く、構造的に鼻がしっかりして大きい人は呼吸器系が丈夫といわれます。

●慢性的に鼻が詰まっている人は呼吸器系が弱いので、消化器系をしっかりしなくてはいけません。アレルギー体質であることも多いのです。

●寒さに負けたときに、水みたいに薄い鼻汁が出ます。これは寒性の鼻水です。粘膜がただれて、炎症が始まり熱を持つようになると、鼻汁がだんだん黄色みを帯びてドロドロしてきます。

●アレルギー性鼻炎や鼻づまり、花粉症、アトピー性皮膚炎を起こしやすい人は肺（呼吸器系）が弱いので、肺の親に当たる消化器系統を強め、呼吸器系を丈夫にするようにします。花粉症の軽減も可能。

舌

多くの臓器の働きを反映、現在の体調が一目瞭然です。白っぽい、紫色の斑点、舌先の口内炎等。

舌には心臓、消化器、血液、体液、など重要な情報がたくさん詰まっています。例えば、舌の動きがなめらかでなくなってろれつが回らないときは、脳梗塞《のうこうそく》、脳《のう》溢血《いっけつ》などが疑われます。

味がわかりにくい、口の中の粘膜がただれやすいなどの症状は消化器系統の障害です。舌の表面は粘膜なので、血液の状態がよくわかります。

●白っぽい舌は貧血傾向、健康な舌の色はピンク。

●舌の紫色の斑点や、全体が紫色に黒ずむのは、末梢の血流が悪い証拠です。

●舌の裏側の静脈が太く、蛇行しているのも、血行障害です。

●舌の先端の口内炎は心臓と関係することが多く、両サイドは肝臓、胆のう系と関係しています。口の中に口内炎ができやすい人は抵抗力が落ちています。

髪

血液や腎の働きを反映、血液とホルモンの状態がわかります。若はげ、枝毛、抜け毛、白髪、フケ等。

髪の毛は血液に関係があります。髪の毛は血餘《けつょ》といって血液の一部です。腎の華ともいい、五臓のうちの腎の状態を反映しており、髪の毛は血液と腎の二つによって育まれています。

●腎が弱いと年齢不相応に白髪が多くなり、抜け毛が多くなり、禿《は》げやすくなります。

●貧血の傾向があると髪の毛の栄養状態が悪くなり、抜け毛、枝毛が多くなり、髪の毛が細くなり、白髪も増えます。腎が弱り貧血が重なると症状が一層進みます。腎を強化し血液を補給するためには、例えば何首烏《かしゅう》という薬草を用います。

●カサカサしたフケは全身の栄養状態が悪く、貧血傾向で皮膚全体が栄養不足で乾燥しています。ベトベトしたフケは腎が弱ってホルモンバランスが悪くなり、頭皮の皮脂の分泌が多くなり過ぎたものです。

爪

肝の働きを反映、血行障害など血液の状態がわかります。半月がない、紫色、縦ジワ、割れやすい等。

爪は肝とつながり、肝の状態をよく表しています。爪がもろい、欠けやすい、なかなか伸びてこない、薄いというのは、肝の力が弱いため、きれいで栄養の豊かな血液が不足しているからです。爪はたんぱく質で筋肉の一部であり、心臓から一番遠いところにあるため、栄養供給が悪くなりやすいのです。爪には肝臓の状態がよく反映されます。

●半月が少ないのは爪の製造能力の衰えを示すこともあります。白っぽい爪の人は貧血傾向にあります。

●紫っぽい爪の人は血行障害があり、狭心症、心筋梗塞、脳梗塞、静脈瘤《りゅう》などを起こしやすい人です。

●縦ジワが多い場合は老化です。

●爪が割れやすい、2枚に割れる、などは肝臓が体によい血を供給していないためです。

●爪がデコボコしてる場合も肝の力が落ちています。あるいは体力の消耗です。

歯

腎の働きを反映し、発育、老化の状態がわかります。虫歯になりやすい、歯茎の出血、歯周病等。

歯は骨の一部。「腎は骨を主《つかさど》る」といい、腎が弱っていると虫歯になりやすくなります。子どもの場合には歯が生えるのが遅い、せっかく生えてもすぐ虫歯になる等は腎の弱りです。腎が弱ると歯茎《はぐき》の芯にある歯槽骨《しそうこつ》（歯を支えている土台の骨）が薄くなり、歯との間に隙間ができて細菌が入り歯槽膿漏《しそうのうろう》になります。ただし腎臓病ではありません。

●歯の色が灰色を帯びている場合は内部で虫歯が進行している恐れがあります。

●歯茎が赤く腫《は》れるのは、胃の炎症が疑われます

●歯茎からの出血は胃腸が弱く、栄養吸収が悪化。

●更年期になると女性ホルモンが著しく落ち、骨の溶けだしがひどくなります。骨粗鬆を防止し、腎を強化（補腎）するには下半身を鍛えます。腰は腎の入れ物といい、腰が弱るのは中にある内臓（腎）が弱った証拠です。補腎薬が有効です。

（取材／高橋利直・文／矢崎栄司）

井本整体

自然に順応するからだをつくる

体を治す基本は、温める、ゆるめる、集める

井本邦昭（井本整体主宰）

いまや多くの人が、四季の変化に体がついていけず、汗をかけない体質になっています。また、部分疲労によるこわばりで血液や体液の流れが滞り、肉体的にも、精神的にもバランスを崩しています。では健康に生きるにはどうしたらよいか。一人ひとりの体の状態を読み、オーダーメイドの医療を提供して自然に順応する体づくりを進める井本整体法の井本邦昭先生にお聞きしました。

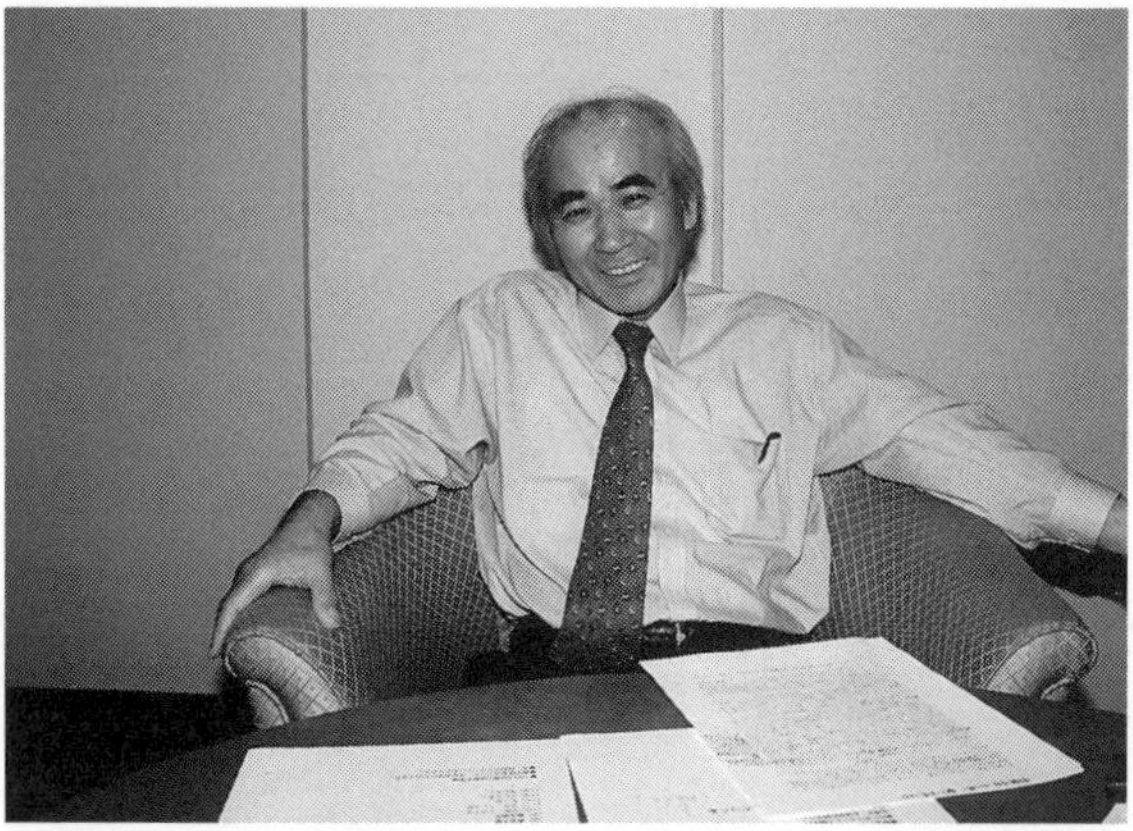

いもとくにあき
1944年山口県生まれ。医学博士。井本整体を創始した父、故・井本良夫氏に5歳の時から整体法を学ぶ。東洋医学を修める一方、ドイツのヘルベルト・シュミット教室、スイスのヘルマン・マッテル教室で西洋医学を学ぶ。父の没後、井本整体を継承、発展させ海外でも整体法の普及に務めている。1986年一般病院を開設し、医療における技術交換の可能性に傾注。現在、山口と東京を往復し「整体法」の普及と後継者育成のため技術指導を行っている。

自然のリズムに順応する体を意識してつくる

体が、四季の変化についていけなくなっている

日本には四季があり、植物は秋になって枯れ、春になると芽を吹いてきます。動物も秋に栄養を蓄えて、冬の冬眠の時期があって春になると脱皮します。同じように人間も春になると皮下脂肪を捨てて、毛穴を広げて汗を出す準備、体温調整のしたくをします。つまり、体の中も上着を脱いでいくわけですが、それが生活環境の変化で、夏も冬もなくなり、メリハリがなくなって、環境への適応能力が少しずつ崩れてきています。つまり、上着をを脱がずにすむような生活をしているうちに、体が上着を脱ぐことを忘れてしまっています。とくに、ここ20年の間に大きく変わっています。

その大きく変わった例のひとつが、母体から出ているお乳（母乳）の香りがなくなったことです。昔は、赤ちゃんが生まれた家の玄関の戸を開けると、プーンとお乳の匂いがしていました。また、赤ちゃんがいる人が側にくると、お乳の香りがしました。ところが、今はまったくしません。分泌物の匂いまで変わってきています。

全員がそうなってくると、以前にそういうことがあったということがわからなくなります。それもこの20年くらいの間のことです。食生活など生活習慣や生活環境の変化にともなって変わってきてしまったのです。

体がゆるめば順応性が生まれる

例えば、多くの人が悩まされる花粉症ですが、日本ではすっかりスギ花粉のせいにされています。ところ

が、海外で行われるセミナーで、「日本では、花粉症はスギの花粉が原因と言われています」というと、「そんな馬鹿な」と、みんな笑います。なぜかというと、動物の毛、果物の花粉、芝の芽など、国によって花粉症の原因がみんな違うからです。国によって原因が違うということも不思議なことで、本当は原因が違うはずがないのです。結局、原因がわからないから、さまざまなもののせいにしているのです。

実は、花粉症の原因は花粉ではありません。花粉症の原因は、自分の体が環境に対してうまく順応できないことだけです。花粉症とは、自分の体の中で季節（環境）の変化に対応して切り替えができない人がなるもので、そのメカニズムがわからないから対策に苦戦するのですが、体がゆるんでいて、こわばっていない人（硬直していない人）は、冬から春になるときなど、その季節（環境）の変化に、いつの間にか体が順応しています。月経でも、体のゆるんでいる人は生理の前に痛みや不調を感じることなくスッと入りますが、体がこわばっている人は大変な痛みや体の不調を感じます。

また、更年期になるときは、生涯リズムの一つの大きな波ですが、体がゆるんでいる人はいつの間にかスッとそこに入っていますので、自分が更年期に入っているのがわかりません。それが本来の姿です。ところが、体がこわばってきますと、イライラや体調不良などの症状が、はっきり出てきます。また、厄年《やくどし》も、昔の人が生涯リズムを感じて思いついたのでしょう。やはり、不思議といろいろなトラブルが多いものですが、体のゆるんだ人はそれにもスッと順応していきます。

現代人の体は部分疲労。目覚めたときからすでに疲れている

1日のうちでも、よく「朝が苦手」という人がいます。また、仕事中に伸びやあくびをしたり、ため息をついたりして、疲労や倦怠感《けんたいかん》を感じますが、仕事が終わるころに元気が回復するという人がいます。

太陽が上がったときに目覚めて、活性化された体であれば動きがよいのですが、朝目覚めても体が動かない、二度寝、三度寝をしているものだから、前夜に床に着いたときよりも、起きたときのほうがもっと体が

だるいというわけです。それで少しずつ動いているうちに、やっと体が目覚めるのが夕方という人がいます。これは、昼と夜とが逆転しているのではなく、自分の体が動かないだけです。本来、睡眠をとることで緊張していた筋肉がゆるみ、疲れが解消されていきます。従って、眠っているときに、全体に上手に体がゆるめばよいのですが、部分疲労があって、どうしても疲れの取れ具合が均等になりません。

つまり、十分に睡眠をとったつもりでも、部分疲労のあるところが緊張しているので、体が活動状態のようになり、神経系統など体の芯《しん》が休息できていないのです。それが朝、目覚めたときに感じるけだるさ、疲労感で、緊張・硬直が残っているのが体が動かない原因です。つまり、目覚めたときにすでに疲れているのです。

人の一生は緊張と弛緩の繰り返し

私たちは緊張と弛緩《しかん》の繰り返しの中で生きています。例えば、呼吸でいうと、吸うことは緊張で、吐くことは弛緩です。また、昼間の行動は緊張で夜の睡眠は弛緩であり、人と話すときに内容を考えたり、うまく伝えようとして緊張し、言葉を発することで弛緩します。

動物は受胎とともに緊張と弛緩の繰り返しが始まり、緊張・弛緩が止まったときは死です。緊張と弛緩はどちらも大切で、どちらが欠けても生きていけません。人が上手に生きるには、この緊張と弛緩をバランスよく繰り返すことです。

ところが、現代では、緊張はできるけれども弛緩がうまくできないとか、あるいは弛緩だけで緊張できないなど、一瞬一瞬の緊張と弛緩のバランスが少しずつ崩れてきています。そして、そういう瞬間的な緊張と弛緩のバランスの崩れが重なってきて、さらにバランスの崩れが大きくなってくると体に重大な影響を及ぼしてきています。

この緊張と弛緩のバランスの崩れを、とかく自然環境や生活環境の変化、人から受けるストレス、親から受け継いだ遺伝的なものなど自分以外のもののせいにしがちですが、本質的に、その人の体の内にある問題で、一番大事なことは体力だと思います。

オーダーメイドの運動・治療法が大事になる

体力には、肉体的なものと精神的なものがあり、人が行動するときは肉体的なものと精神的なものが一緒でなければならないのですが、それがうまくできなくなってきています。例えば、歳をとってきますと、精神的なもの、頭のほうがどんどん回転して自分の言いたいこと、やりたいことはたくさんあるのですが、肉体的に体が動けなくなるので行動がともないません。一方、子どもは頭で考えるよりも肉体的な体の動き、行動のほうが先に出ます。

では、肉体的な体の動きと精神的なもの（心理的なもの）が一緒に動くにはどうしたらよいか、それができるのはどういう体かというと、背骨がゆるんでいる体です。ところが、歳をとると背骨がかたく（硬直）なります。それで、体が動かなくなるのです。

そこで、よく、「背骨がかたくなるから、運動しろ」「歩け」と多くの人がいいますが、人には、その人固有の体のクセというものがあるために部分疲労している場所（疲れているところ）は違います。したがって、その場所の疲労を回復させる運動の種類や、やり方も違っていて当然のことです。つまり、すべての人がやみくもに歩けば健康になるということはなく、その人に合った、オーダーメイドの運動が必要なのです。

部分疲労箇所というのは、硬直して動きが悪くなっています。そういう箇所に焦点を合わせて自分の力で動かし、ゆるめていくというのが、私たちのめざしている整体体操です。

何が原因なのか、体をよく読んで運動をおこなう

人がやっているからといって同じ体操を真似してもかえってくたびれるだけです。よくテレビなどで取り上げられる健康法で「歩くときには、手を大きく振るとよい」などと言っていますが、それは間違いです。

人の体はどこかが傷んできますと、それを補う働きがあります。例えば、腰がこわばってきますと、うまく歩けませんので、腰を前に出すように大きく手を振ります。それで歩けるようになります。しかし、腰が

こわばってなどいなくて、手を振らなくても歩ける人がそんなことをしてもただ疲れるだけで、かえって害になります。

歩くときには、大きく手を振って歩くとよいなどという机上の空論をテレビで放送するから、それを見た皆さんが真似していますが、世間の健康常識にはそういう不思議なことがたくさんあります。

前述のように、体操はその人に合ったものが大切で、人まねでは活きてきません。「動きが悪いのは、なにが原因なのか」ということを先に見ないと、どういう運動をしたらよいのか、わかりませんね。ただ体を動かせばよいのではなく、何が原因なのかを読んだ上で行わなければ効果はありません。

表面に現れた症状だけでは、体操も薬も合わないことがある

歩き方のクセひとつをとっても、原因は人によって様々です。例えば、頭の疾患、脳卒中などになる要素を持っている人は歩くときの歩幅が狭く、「歩幅を広げて歩きなさい」といっても、頭に緊張がある人は歩幅がなかなか広がりません。

会社で失敗をしたとか上司に叱られたときに大股で歩いて帰る人はいませんね。みんな歩幅が狭くなって、ショボンとなるから体重が前にかかってしまい、かかとを引きずるような歩き方になります。一方、いつも爽快感《そうかい》を持っている人は歩幅が広い歩き方です。精神的なものと歩き方は相互に影響しています。

ところが、肉体的に歳をとって、体がこわばってくることによっても歩幅が狭くなります。老人などはどうしても手を振らないと足が前に出ないのです。同じように歩幅が狭いという症状であっても、「さあ、大股で歩きましょう」というのではなく、元の原因を読みとったうえで、頭の緊張なり体の硬直なりに対処することこそ必要なのです。

薬も同じです。例えば、同じ咳《せき》や湿疹《しっしん》であっても人によって原因が違うことが多々あります。表面に表れた症状だけを見て薬を服用しても、その人に合わないことも多いのです。服薬の何もかもいちがいに悪いとはいえないのですが、自分の体が持っている力をうまく活かしつつ上手に飲むことが大事です。

整体法の基本は3つ。温める、ゆるめる、集める。

温める　なぜ体を温めることが必要か

人の体の中には常に血液、体液などが流れています。その血液や体液が体のすみずみまできちんと流れているから体のさまざまな機能が正常に働き、健康を維持できます。その流れが止まると人は死んでしまいます。

ところが、体の中で部分的にその流れが止まっている箇所があります。部分疲労で疲れが溜まり、それが何日も重なってきますと、そういうところは血液、体液の流れが悪くなります。それがいろいろと病気を引き起こしている原因です。

血液や体液の流れが悪くなると、細胞に酸素や栄養素、免疫物質が届かなくなり、細胞の働きが悪くなって冷えてきます。冷えるとさらに血管や筋肉が緊張してこわばり、血液や体液の流れが悪くなります。それが病気を引き起こしている原因です。

このように、体の中の異常とされているところは、体温が低くなります。そこで、体温が低くなって冷えているところを温めます。温めることで、収縮していた血管が拡張して血液の流れがよくなり、血液の流れがよくなることで体のすみずみの細胞に新鮮な酸素や栄養素が送られて細胞の働きが活発化して熱を生じ、体が温まってさらに血流がよくなります。同時に、免疫物質を運ぶリンパ液などの体液の流れをスムーズにして、人がもともと持っている自己治癒力を高めます。

温める　発熱は体が持っている防御法・治癒反応

私たちの体は風邪をひくと熱が出ます。また、傷ができて化膿するとその部分が熱を持ってきます。実は、熱は体が持っている防御反応でもあるのです。病気の原因となる細菌やウイルスは、ある一定の温度で増殖しますが、高熱には弱いので、細菌やウイルスが侵入すると体自身が高熱を出して増殖を防ごうとします。つまり、病気にかかったり、怪我をすると熱が出るのは、体が正常に働いている証拠でもあるのです。

熱が出ることで血液やリンパ液の流れがよくなり、リンパ液に含まれる免疫物質が侵入した細菌やウイルスを殺し、血液で運ばれてきた酸素や栄養素で細胞の働きが活性化して新陳代謝が行われて老廃物（疲労素）を排せつします。ですから、発熱して汗をかくと体が軽くなったように感じます。それは新陳代謝によって細胞がリフレッシュされたからです。

よく発熱すると、解熱剤を飲ませて熱を下げようとしますが、無理に熱を下げると体が持つ本来の治癒力を抑えて、かえって病気を治りづらくさせたり、治癒をおくらせてしまいかねません。熱が出たら、その熱を上手に利用して体をリフレッシュさせる知恵が必要だと思います。

温める 簡単で効果が高い蒸しタオル法

井本整体では、以前から、疲労してこわばった部分（部分疲労）を回復させる方法として蒸しタオルを用いています。この「蒸しタオル法」は、タオルを熱湯に浸して十分に温めて絞《しぼ》った後、四つ折りにして痛みなどの症状があるところにあてる方法です。

ではなぜ蒸しタオル法がよいのでしょうか。蒸しタオルは、あてがったときが最も熱く、その後は徐々に熱が冷めていきます。これまで疲労と冷えでこわばっていた血管、筋肉などの皮下組織が、最初にあてられた瞬間に熱さ（熱）による刺激でギュッと緊張・収縮し、熱が冷めることで緊張から解放されます。タオルの熱が少しずつ冷めていくとともに温められた血管が拡張して血液、体液の流れがよくなり、こわばってかたくなっていたところ（筋肉など）がゆるんできます。タオルが冷めたら、再度温めてまたあてがい、それを4～5回繰り返します。

この熱さ（熱）による緊張と、冷めてくるときの弛《し》緩《かん》を繰り返すことが刺激となり、こわばりがとれ、体がゆるんできます。

最も基本的な蒸しタオルのあて方は、後頭部または患部にあてる方法です。後頭部は首のつけ根のへこんでいる部分（ぼんのくぼ）から首にかけてに蒸しタオルをあて、4〜5分ぐらいしてタオルが冷めてきたところで、再度温めてあてがい、それを3〜5回繰り返します。このタオルをあてる後頭部は、延髄《えんずい》に当たるところで、そこを温めることで脳への血液の循環がよくなり、延髄自身も刺激を受けて活性化します。とくに頭痛、風邪、発熱、歯痛、中耳炎などの症状に効果があります。

肩こりや腰痛、関節炎、眼精疲労、喘息《ぜんそく》、アトピー性皮膚炎などは直接患部に蒸しタオルをあてます。4〜5分あてて、冷めてきたら再度タオルを温めてあてることを3〜5回繰り返します。熱による刺激で筋肉など皮下組織が緊張と弛緩を繰り返すことでこわばっている部分がゆるみ、温められることで血液、体液の流れがよくなって腰痛や肩こり、関節炎の痛み、眼精疲労などがとれます。また、皮膚の皮脂腺、汗腺、毛穴が拡張するので、発汗を通じて、その箇所の老廃物が排せつされ、活性化してきます。お腹や背骨への蒸しタオルも効果的です。なお、簡単な蒸しタオルの作り方としては、水をしぼったタオルを電子レンジで温める方法もよいでしょう。

温める　一定温度の温浴は逆効果

蒸しタオル法以外にも、全身浴及び部分浴（足湯、脚湯、腰湯、ひじ湯）などの温浴法があります。温浴といっても、通常のお風呂に入る感覚とは違い、そのときの体調や体力に応じた方法で行います。部分浴では、特定の場所だけを温めることで効果を高めます。

20年ほど前、私の知り合いが足首を温める装置を開発しました。電気でお湯を一定温度に保ち、いちいちお湯が冷めなくてよいではないかということでしたが、一定温度の中ではかえって体が疲れてしまいます。例えば、40度のお湯の中に長時間入っていると体が慣れて、飽きがきてしまい刺激になりません。

体は一度温めて、温度が下がったら、もう一度温めてそこに熱を集めます。集中して分散すること、つまり緊張と弛緩を繰り返すことで、そこに動きが出てきます。動きが出てくると、その箇所（血管や筋肉、皮膚細胞、血液や体液の流れなど）は働いてきます。

ただ温めるだけをめざして、いつも一定の温度では効果がありません。そういう意味で、冷めにくいコンニャク、アンカ、カイロなどはダメです。

元気のよい体は、とくにそういうことをしなくても、ジャブッとお風呂に入って汗を流せばすみます。ところが、部分疲労を起こしている箇所は、それだけではゆるみにくいので、蒸しタオルのように局部的な刺激が必要なのです。ですから、温浴法にも、その人に合った方法が必要というわけです。足首、膝から下、腰から下、ひじだけなど、部分的に合った方法をおこなうことが大事です。

ゆるめる　つかえを取り除き、体をゆるめる

こうして、血液や体液が流れだすと、体がゆるんできます。ところが、前述のように、これらの血液や体液の流れが停滞している状態、つまり川の水がつかえて、よどんでいる状態のところから、いろいろな体に悪いものが発生してきます。

そこで、淀《よど》んでいるところの石ころ一つを除いてやる（部分疲労箇所をゆるめてやる）と、そこから少しずつ体液や血液が流れはじめ、そのうちにまわりがどんどん流れて、浄化されるという原理です。

ですから、その人の一番流れが淀《よど》んでいるところ、血液や体液が動いていないところ、流れがつかえているところを見つけて、流れを防げる石ころにあたるもの（原因）を取り除いて、そこを変えてあげます。

例えば、同じ胃潰瘍《かいよう》、十二指腸潰瘍、花粉症であっても、症状、原因は人によってみんな違います。それぞれの人のそれぞれの症状に合った方法で、その原因を取り除きます。

体をゆるめれば、他に何もしなくても健康になります。例えば、これから成長していく赤ちゃんは、柔らかくて温かいですね。逆に歳をとってくると、赤ちゃんよりはやはり硬く冷くなります。そして、人間だれしも体の中に、赤ちゃんのようにゆるんでよく働いて

いる箇所と、老人のように硬直してうまく働いていない箇所を抱えています。その働きの悪い箇所をちょっと変えてやればよいのです。

ところが、最近は、「病名」が先行してしまっているものだから、「咳《せき》にはこれ」「湿疹《しっしん》にはこれ」というような対症療法ばかりで、体をちょっと変えてあげるだけで治るものを、かえって難しいものにしてしまっていると思います。

病気を治そうという、めざすところは一緒ですが、取り組み方がちょっと違うのではないかと思います。

ゆるめる・集める
ゆるみきったところに力を集めていく

体のこわばっているところ、硬直している箇所をゆるめることで症状の改善をはかりますが、井本整体ではゆるめるためには、必要なところに力を集めるということをやります。つまり、どこかでひどいこわばりを起こしている人は、それと対応する箇所が、ちょうどよい弛緩状態ではなくゆるみきって、まったく力が入らないという場合があります。そういう場合はこわばり（硬直）をゆるめるとともに、その箇所に力を集めるようにします。この力を集める方法として、井本整体では様々な「整体体操」「導気」などの方法をとります。体を「ゆるめる」「集める」も考え方は一緒で、その人の一番つかえているところを、ちょっと除いて流れをよくしてやるだけです。

私は、目的が達成されれば、井本整体による刺激でもよいでしょうし、鍼、薬でもよいのではないかと思います。ただし、それにはちゃんと体を読まないといけません。昔のお医者さんは、触診しながら体の状態を読んで、体の壊れているところを見つけて治療を行いました。ところが今はそれがなくなり、病名だけで薬をあてがうようになってしまっていることが多いように思われます。

体の中で働きの悪い箇所があると、脳から注意が行き、他の器官がその分、よけいに働いています。

脳からの注意によって血液や体液の流れが滞っているところには、痛み、かゆみなどが出てきます。かゆみは掻《か》いてやれば、その刺激で流れが回復し、いつのまにかそれで終わります。

また、肝臓が弱っているときは腎臓が余分に働いてくれたり、あるいは胃が働いてくれたりと、他の内臓が働きます。体は助け合いながら生きているのです。そうしてある程度バランスをとっているのです。

こうして、健康なときは体を構成するもの同士がお互いに助けあいながら生命を維持しているのですが、全部がくたびれてくると、一つのところがさらにくたびれても、他の器官が助ける余裕がなくなります。そうなると、感受性が失われ、何の反応もなくなってしまいます。

そういう場合には外から助ける必要があります。蒸しタオルをあてがうと周囲は熱で真っ赤になるのに、部分疲労（こわばり）のある箇所は白いままです。その白い部分がつかえているところです。蒸しタオルを繰り返しあてることでつかえがなくなり力が集まってきます。

集める 急所が集まるお腹で体調を読む

お腹は、体の内臓が集約されているところです。その中心になるのがヘソです。ヘソは五臓の中心になっており、人は誰でも胎児のとき、ヘソの緒《お》から栄養と酸素を吸収していました。生命の源がヘソにあったので、ヘソのまわりには急所がずっと残っています。

お腹で自分の体の状態が最もわかりやすいところが丹田《たんでん》です。丹田にはみぞおちのところにある上丹田、みぞおちとヘソの中間ぐらいにある中丹田、下腹部にある下丹田があります。上のみぞおちのところにある上丹田が緩んでいて、下丹田が反発するような弾力のあるお腹だったら、しっかりした治癒力を持っており、少々の病気にかかっても自力で治ります。

逆に上丹田が硬直して、下丹田が力が抜けてゆるいというように逆転している人は自己治癒力が弱っています。最近の人はみぞおち（上丹田）がかたくて、下丹田のほうが抜けています。上丹田と下丹田の逆転現象です。

また神経系統で、頭に緊張があって、緊張がうまくとれないような人がやはり上丹田と下丹田の状態が逆転しています。これが、若者の「キレる」という特徴を表しているのではないでしょうか。

お腹《なか》は、体調を読むのに非常に便利なところです。例えば、お腹が痛いと自然に手が行きますね。それを昔から手当といっていました。

また、体調が悪いとヘソの穴が下を向いてきます。お風呂に入ったときに、ヘソの穴にちゃんと水が溜まると健康体です。歳をとるとヘソは下を向きます。人間、死ぬ前はみんなヘソが下を向いています。

腰の軸は腰椎3番という骨ですが、その3番という骨が内に入って反っていると、腰に弾力があってお腹は力学的に上を向いてきます。ところが、腰椎3番が外に飛び出して腰が落ちてくると、弾力がなくなり（こわばって）、お腹がズルッと下に下がります。そうすると脂肪がついてきます。中年になって脂肪がついてくるのは、腰に弾力がなくなってきたということです。

また、腰椎4番は生殖器系統ですが、この4番がこわばって動きが悪くなり、生殖器系統が弱ってくると下半身に（下腹部）に肉がついてきます。それをシェイプアップして脂肪をとろうとしても、精力が弱っているからだめなのです。腰椎4番がゆるんでくれば、4番の動きが出てきます。4番の動きがでるということは生殖能力の働きが出てきます。

そういう意味で、体を読むのにお腹はとても便利です。しかも、身心ともに活力のある人（生き生きしている人）は、お腹につやがあります。精神的、肉体的にくたびれている人は肌がザラザラしています。一番よいのはもち肌で、もちのように弾力があり、すべすべして気持ちのよいお腹です。性格が悪い人のお腹に手を置くと嫌な感じがします。

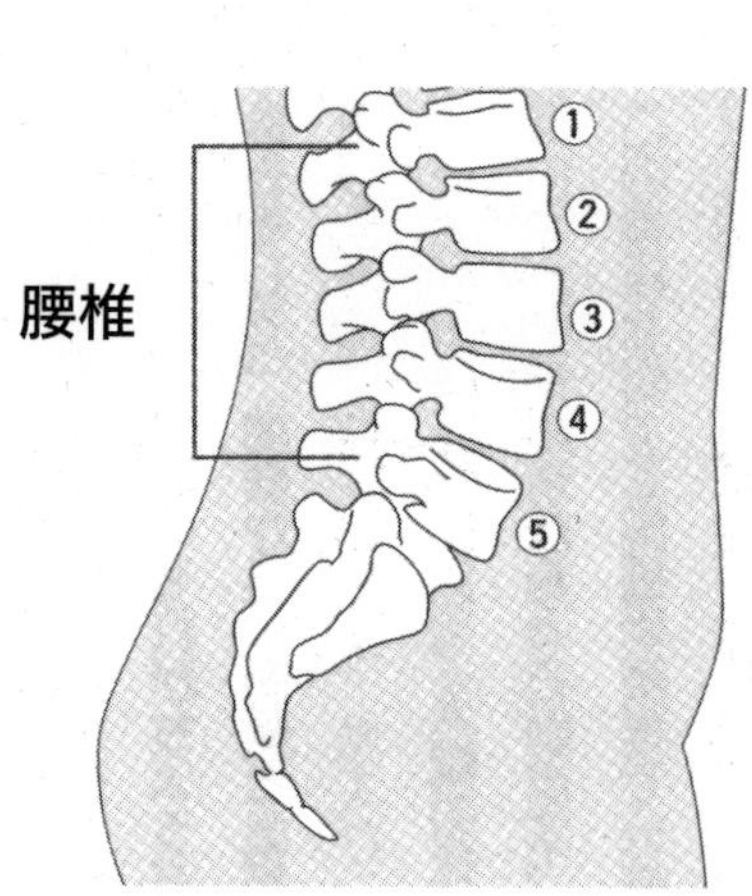

腰椎の位置と働き…①は腰椎１番で心理的、精神的な部分に関係。②は腰椎２番で消化器系統に関係。③は腰椎３番で腎臓系に関係。④は腰椎４番で生殖器系統に関係。⑤は腰椎５番で膀胱を中心とする泌尿器系統に関係。

不快な症状を整体法で治す

骨のこわばり（硬直）を取り、免疫力を高める

血液は心臓というポンプがあり血管の中を流れるようになっていますが、体液（リンパ液）の流れるリンパ管というのは血管とは違って。体の中で地下水のようになっています。地下水でも水脈がありますが、そこに硬直が起きて流れにくくなってきますと、その水脈も少しずつ変わってきます。

よくトンネルを掘ったために水脈が変わってしまって、水が出なくなったり、温泉が出なくなったりしてしまったということがあるように、体が故障（硬直）を起こして、その水脈にあたるリンパ液が本当に流れなくなって滞ってくると、体は不便を感じて何とかそこをよけて流そうとします。例えば、肋骨《ろっこつ》はリンパ液の流れの重要な急所ですが、肺に負担がかかると、肺の入れ物である肋骨が硬直し、お互いにくっつき合うようになって固まります。

すると、その間は体液の流れが悪くなります。さらにくっついてくると、萎縮《いしゅく》してかたくなり、変形を起こしてきます。肩の骨などですと、関節ですから上に行ったり、前に行ったり、萎縮したりという動作がとれるのですが、肋骨の場合はそうは行かずに萎縮を起こしていきます。すると、ホースの途中を踏んだような状態となり、全身のリンパの流れにも影響がでてきます。

また、背骨がかたくなると脊髄《せきずい》を通っている神経の伝達が悪くなり、これが様々な不調の原因となります。ですから背骨を読むことを基本に、その人のつかえている箇所を読み取ることが大事です。

冷え症予防に汗をかける体をつくる

汗には体温を下げ、体の中にたまった老廃物を排せつする役目があります。専門的には胸椎5番の働きが悪くなると汗の出が悪くなったり、温度調整がうまくいかなくなります。

汗は腎臓などの泌尿器と関係し、汗が出る皮膚は皮膚呼吸をしますから呼吸器との関係もあり、腎臓が悪くても、呼吸器が悪くても汗が出なくなります。ところが、現代の医学では、腎臓だけ、呼吸器だけの専門の医師がいて、その専門の分野しかわからない人が多い。しかし、両方が読めないと正しい診断はできません。

腎臓と膀胱《ぼうこう》も関係しています。膀胱は括約筋《かつやくきん》ですから同じ括約筋の心臓とも関係します。心臓と膀胱は一見関係ないように見えますが、大いに関係があります。膀胱から出る小便は、神経的に緊張すると近くなります。ですから神経系統も膀胱と関係があるのです。

このように、体の一つの器官は他のさまざまな器官と関係を結んでいますので、一つの器官（内臓）だけしか考えないのでは、体が読めなくなります。私たちは連動といいますが、体を構成する器官はそれぞれ関連性を持っています。ですから、呼吸器の弱い人は汗の出が悪いのです。最近では、汗が汚いとかいわれて、汗をかかなかったり、汗を化粧で止める人が多いようですが、汗をかかないと冷え症になります。体温が低い冷え症の人が子どもを楽に産んで元気に育てようと思っても、無理な話です。

夏に、冷房が苦手という人は、体の中を燃やして体温を上げることができないために、部屋といっしょに体が冷たくなってしまうのです。とくに若い人は、冷房していても爽快感を感じるくらいの元気な体でないといけません。最近の若い人で、特に冷房が苦手という人は、肺がとても弱い方です。ですから、梅雨から夏にかけてどんどん汗をかいて、夏場にたっぷり汗が出るような体に変えていかないといけません。よく「タオルで汗をふく女性と結婚しろ」といわれますが、肺が強い人が子どもを産みますと、肺が強い子どもが産まれます。やはり、よい体をした人が、よい体をした子どもを産みます。

かつては、幼い子どもを抱くとピタッと吸い付いてきました。ところが最近は、呼吸をするたびに、ズルズルと下に落ちていきます。昔は幼稚園の先生が片手に1人ずつ、2人の子どもを楽々抱えていました。ところが今は2人を抱くのはとても疲れるそうです。

今のこどもは、右に逃げていきます。肺が弱い子どもです。しっかりした体の親から生まれた子どもはピタッとくっついてきますから抱えるのが楽です。

子どもの体調は抱っこすると分かります。ある人の子どもは、皮膚病が治ってから、抱き上げる人の体にピタッとくっつきだしました。赤ちゃんが健康かどうかは、抱っこしたときにズッシリとする重さがあるかどうかと、抱く人の体と吸いつくようにフィットするかです。この二つがあれば健康です。

吸いつくというのは、赤ちゃんの体がゆるんでいるので、こわばって突っ張るということがなく、自然に吸い付いてきて呼吸が一体になるということです。

そして、汗をかくことが強い体を作る基本です。自分の健康、子どもの健康のためにも、汗をかける体をつくることが大切です。

熱は体を復元させる

人間の体は、熱によって古い細胞を壊し、新しい細胞を生み出します。体は、その人の疲れたところ、あるいは痛みのあるところを選んで、芯《しん》から熱を出し（発熱）ます。体の細胞には、破壊がないと建設はありません。つまり、熱は体を復元させる働きがあるのです。

歳をとってくると、血液や体液の流れが悪くなり、熱もなくなってきますと、その部分がかゆくなります。そこで、ボリボリ掻《か》くことで、そこが熱をもってきまて、血液や体液が流れ出します。かゆいときには掻く、これが自然に理にかなった健康法です。しかし、かゆくないのに掻く必要はありません。乾布摩擦《かんぷまさつ》をして皮膚をこすると、皮膚が足の裏のように分厚くなって、皮膚呼吸ができなくなり肺に負担がかかります。そして熱が体のなかにこもったような状態になります。そこで、肺がたくさん呼吸をしようと、自ら肺胞に穴を空けるので肺気腫《はいきしゅ》のようになってしまいます。お年寄りが乾布摩擦をすると、肺気腫になることが多かったので、いつの間にか乾布摩擦《かんぷまさつ》は廃《すた》れてしまいましたね。

そういう、感覚を鈍くすることをやると、体のどこかにまたしっぺ返しがやってきます。

咳、くしゃみは肋骨をゆるめ、胸郭を広げる

肋骨《ろっこつ》が硬直して体液（リンパ液）の流れが悪くなってくると、体は咳をして肋骨をゆるめようとします。それでもゆるまないと、大きくくしゃみをしてショックを与えてゆるめようとします。ところが、長い間くっついていたものがショックでゆるむと、そこに痛みが起こります。咳《せき》をしたために肋間神経痛《ろっかんしんけいつう》になることもあります。つまり、肋骨がくっついて体液の流れが悪くなったときに、体が痛みをつくるのが肋間神経痛です。

ただ、痛みが出てもそこがゆるまないことがあります。そのときはちょっと手助けが必要です。

肋骨が3本ぐらいくっついていると、咳をしたぐらいではゆるまないことがあり、そこで体自身が熱を持ってくることがあります。肋骨に熱を持つことで、肺に熱を持ってきます。そういうときに体力のない方は肺炎を起こしやすくなります。そこで、体操などで、くっついた肋骨をひとつひとつはがしてやりますと、動きが出てきて熱も下がり、痛みもとれてきます。

咳、くしゃみが出るときには肺の疾患がいわれますが、食べ過ぎで胃袋が大きくなったときにも咳が出ます。胃袋が横隔膜《おうかくまく》を上げて胸郭《きょうかく》が狭くなってくると、咳をして横隔膜を少しずつ下げようとする働きがあります。食べ過ぎ、飲み過ぎをして血圧が上がってくると胸椎8番というところに負担がかかってきます。そこで咳をして胸椎8番をゆるめようとするのです。

アレルギーは、皮膚から老廃物を排せつする機能

咳、くしゃみが慢性になってくると喘息《ぜんそく》になります。喘息の咳《せき》をとめると、呼吸器の負担となり、今度は呼吸器と一体である皮膚に症状が出てきます。それがアレルギーです。これは全部一連の流れになっています。

アレルギーでも人それぞれみんな違いますが、よく見ると喘息でもアレルギーでも、胸部がこわばってい

ます。アトピー性皮膚炎の場合には、たいがい肋骨がこわばっています。アレルギーのある人は、咳、くしゃみ、熱をどんどん出して、それを利用して体をゆるめると、皮膚の症状がなくなります。

慢性疲労解消には呼吸器を丈夫にする

一晩、ぐっすり眠っても疲労素が残るから慢性になります。それは睡眠の質が悪いからで、極度の部分疲労があるからです。短時間でも熟睡できていれば元気の素を取り戻せます。

栄養を摂るというと、とかく食べ物の栄養を考えがちですが、睡眠の栄養効果のほうが大きい場合があります。いくらよい物を食べても睡眠がちゃんとできていなければそれを吸収して体に役立てることはできません。粗末なものを食べていても、睡眠がちゃんとできていれば体に役立てることができます。

睡眠は肺（呼吸器）が丈夫でないとうまくとれません。呼吸器の丈夫な人は体がよくゆるんでいます。お年寄りがよく「眠れない」というのは、歳をとって体がこわばるからです。でも、お年寄りでも、体のゆるんでいる人は熟睡できます。

体が硬直している人はいびきをかきますが、体のゆるんだ人はいびきをそれほどかきません。いびきは睡眠中に肺をゆるめようという行為です。

過剰呼吸、過少呼吸、無呼吸も肺をゆるめるという働きがあります。起きているときに呼吸を止めると、次に深い呼吸ができます。それを眠っているときに自動的にやっているだけです。無呼吸は、次の深い呼吸をする準備なのです。ですから、太った人などは無呼吸をしないと呼吸ができないのです。例えば、肺の悪い人は、睡眠中、最初は悪い方を下にしていますが、次に悪いほうを上にします。これは、悪い方を締《し》めて、働きを回復させようという働きなのです。そうして、大きな呼吸をしようとします。ですから、無呼吸が悪いのではないのです。

このように整体法の視点で、いわゆる「健康常識」というものを見直す必要がある、と私は思います。

（取材／高橋利直・文／矢崎栄司）

うちだきよふみ
1932年熊本生まれ。東京大学法学部卒業。当初は、いろんな不具合の要因は外にあると思い、なんとか心身を強くしたいという一念で呼吸法を始める。1977年９月調和道協会入会。1995年５月に調和道協会理事に。1999年５月には副会長に就任。2005年５月に理事・事務局長となり指導にもあたる。

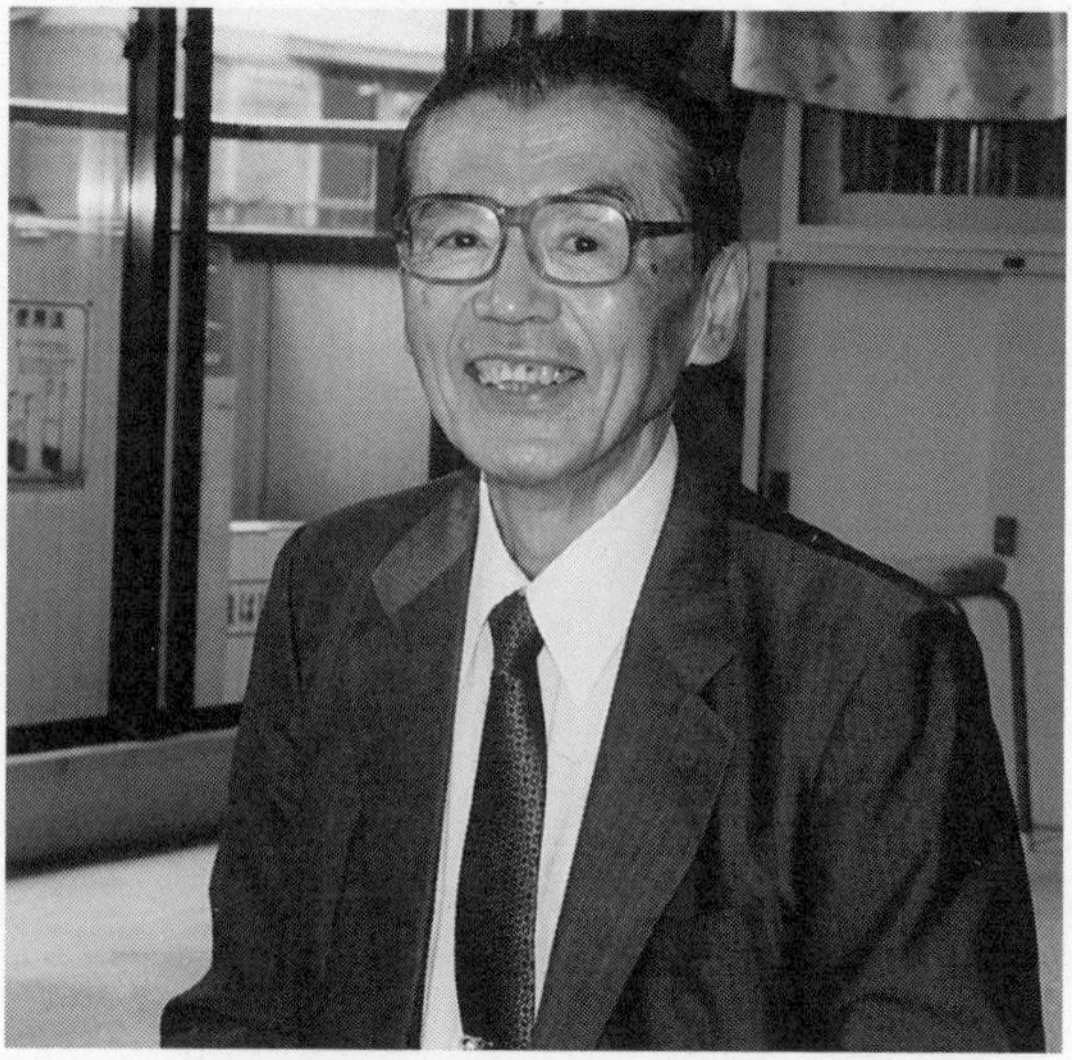

元気が出て
生き方に希望の沸く
呼吸法の実践

吐く息と腹の力が生命エネルギーを高める

内田清文（調和道協会理事・事務局長）

丹田を意識し、腹圧をかけ、
吐く息を重視する調和道丹田呼吸法は、
そもそも人に備わっている自然治癒力の力の源となる
『精神』に働きかける呼吸法です。
簡単で継続していれば必ずその効果を
誰もが実感できるものでありながら同時に
奥の深いものであると内田氏は語ります。
道祖の教えを継がれ、現在指導者として活躍し、
また調和道協会の事務局長を務める内田清文氏に
調和道丹田呼吸法の真髄をお聞きしました。

あなたは日常生活でどのくらい呼吸を意識していますか？

身体は病気がひどくなる前に何らかの形で信号を発している

心臓や肝臓、腎臓の病気やがんなどの深刻な病気は、自覚したときにはかなり病状が進行していたり、手遅れのことが多いものです。元気だと思っていた人が急に倒れた、亡くなったと聞き、どうして気づかなかったのか、と思うことはありませんか？

トゲが刺さった、目にゴミが入ったというようなときは、問題と同時に痛みが発生しますから、本人はすぐに対処します。

そしてトゲやゴミが取れてしまえば、痛みはなくなり、その出来事すらすぐに忘れてしまうでしょう。また、痛みがなくなることは問題が解決したとの確認にもなります。

重大な病気でもこのようなはっきりした兆候があれば、誰もが何とかしようと行動するでしょう。何らかの形で問題の解決を確認できれば、再発を不安に感じることで起こる心の不調和（これがまた身体の不調和に繋《つな》がるのですが）も起こりません。

目にゴミが入っても痛みがなかったとすれば、その状態を放置し、目に傷がついたり、目が見えなくなるというような「治らない」状態に進行するかもしれません。そういったことにならないのは、「痛み」が異物の存在を知らせる信号になってくれたからです。深刻な病気もひどくなる前に、微弱ではありますが何らかの信号を発しています。

でも、私たちの感度が鈍《にぶ》っていれば、それを感知することができません。

身体からの微弱な信号を聞きとるには呼吸がポイントとなる

お母さんは耳を研ぎ澄ますことで、雑踏の中でも自分の子どもの泣き声を聞き分けられるといいます。同様に私たちも、心を研ぎ澄ますことで自分の身体の声を聞くことができます。

身体の声が聞こえるようになれば、自分に合っていない生活習慣が見えてきたり、微弱な信号をキャッチして、生活を見直すこともできます。そこでポイントになってくるのが呼吸です。

日頃自分がどんな息をしているか意識を向けたことはあるでしょうか？

毎日、毎瞬、ほとんどの呼吸は無意識にされています。無意識であっても、複雑な社会生活や対人関係の中で呼吸もその影響を受けています。今のようにパソコンを使って仕事をするなど、ほぼ一日中座ったままで過ごし、身体を使わずに頭ばかりを酷使していると呼吸は浅くなってきます。

怒り、焦り、失望など、心が負に向かうと呼吸は浅くなる

浅い呼吸が続くことによって、血液循環が悪くなり、内臓の働きや精神活動を低下させ、食欲が落ちる、元気がなくなる、また、それが高じてノイローゼや自律神経失調症になったり、内臓疾患を招くことになります。それだけではなく、自分の内部に起こる変化に反応できる感度も鈍らせているのです。

浅い呼吸になる要因はまだ他にもあります。例えば、激しく怒ったときなどは息を止めているか、浅い呼吸になり胸が硬くなっています。こういった呼吸の乱れは、怒ったときだけに起こるのではありません。

例えば、仕事がうまくいかないと焦っているとき、期待がはずれて失望したとき、人間関係などで気分が滅入っているとき、仕事などで忙しすぎて心身共に緊張しているときなど、心がマイナス方向へ向いているときというのは、呼吸が浅くなっています。

また、意外だと思われるでしょうが、元気旺盛で仕事をバリバリとこなしているときも呼吸は浅く

なっています。やりがいのある仕事を楽しんでしているときでも、呼吸は浅くなるということです。度が過ぎるというのは、いいと思えるようなことでも心身の状態からすると決していいことばかりではありません。

江戸時代中期に臨済宗の僧であった白隠禅師《はくいんぜんじ》は、丹田呼吸法の基盤となった『夜船閑話《やせんかんな》』のなかで、健康を害するものに七凶四邪《しちきょうしじゃ》があるといっています。七凶とは、喜び・怒り・憂い・思い・悲しみ・驚き・恐れ、四邪とは、風・寒・暑・湿のことです。そして、これらが『努責《どせき》』を起こすと記されています。『努責』とは、頭に血がのぼり、のぼった血がなかなか下がらない状態のことで、感情だけではなく、気候などの変化でも左右されます。

身体と精神力を共に鍛える丹田呼吸

身体の微弱な声を聞きとるためにも、『努責』を起こさせない、また起こったとしてもすみやかに元の状態に戻す、自然治癒力を妨げるものを取り除く、これらのことが速やかに行われなければなりません。それが人を健康に導くだけではなく、生命のエネルギーを活発にいかし、生き生きとした人生をおくるために必要な条件です。それを満たしてくれるのが丹田呼吸です。

丹田（臍下《へそした》の約7～10cm下の身体の奥の方にある命のエネルギーの湧き出るところ）に意識をし、腹圧をかけ、吐く息に重視した呼吸法を丹田呼吸法といいます。

丹田呼吸は、自律神経のバランスを正し、生体内における各種ホルモン系を調節し、その調和を保ち、すべての内臓を強化してくれます。丹田呼吸は、腹圧を刺激します。腹圧をかけると横隔膜が動き、それに連動してその周りの臓器も刺激され、血行がよくなります。また、吸酸除炭《きゅうさんじょたん》作用といいますが、いらなくなった老廃物を二酸化炭素と一緒に吐く息から出し切ることで、新鮮な酸素を充分に吸い込むことができ、その酸素によって血液は本来の働きを充分にします。

丹田呼吸は、健康になるだけでなく、物の見方、考え方、人生観にもよい影響を及ぼします。調和道丹田呼吸法の生みの親である藤田霊斎《れいさい》道祖は、自らも自分の健康を取り戻すために丹田呼吸を実践し、健康のみならず、精神力をも鍛《きた》え上げました。

その道祖により丹田呼吸を修得するために体系立てられたのが調和道丹田呼吸法です。

肉体が中心で心はおざなり、今の健康法

今の健康法というのは、肉体面が中心の考え方であり、心がおざなりにされています。情報手段の急激な発達は、私たちを翻弄《ほんろう》し、自らのコントロールが効かないという状況を生みだしているようにみえます。一見、心の大切さを伝えるものも数多く出ているようですが、ほとんどは商売の道具になっているだけであったり、実際は心が喪失《そうしつ》しているように感じます。

特に何事にも吸収力の強い若い世代が、無防備に刺激にさらされ、強い影響を受けているのが心配です。

もっと若い人に、丹田にイメージを定着させるということをやってほしいと思っていますが、古いという思い込みのためか、なかなか関心を持ってくれません。代替療法の多くもそうですし、今、たくさんの療法が新しく紹介されたり、海外の伝統的な療法が見直され、日本にも入ってきています。

若い人に限りませんが、どうも日本人は外国から入ってきたものは受け入れるが、もともと日本にあったものにはなかなか目を向けない傾向があるようです。海外から入ってきたものが悪いということではありませんが、それが本当に身につくようになるには、何十年、何百年という長い年数がかかるのではないかと思います。

食べ物と一緒で、日本の風土の中から生み出されてきたものが日本人には一番合っているでしょうし、日本人が苦心惨憺《さんたん》し、研鑽《けんさん》して組み上げたものをもう一度見直していく必要が今の時代には重要なことではないでしょうか。

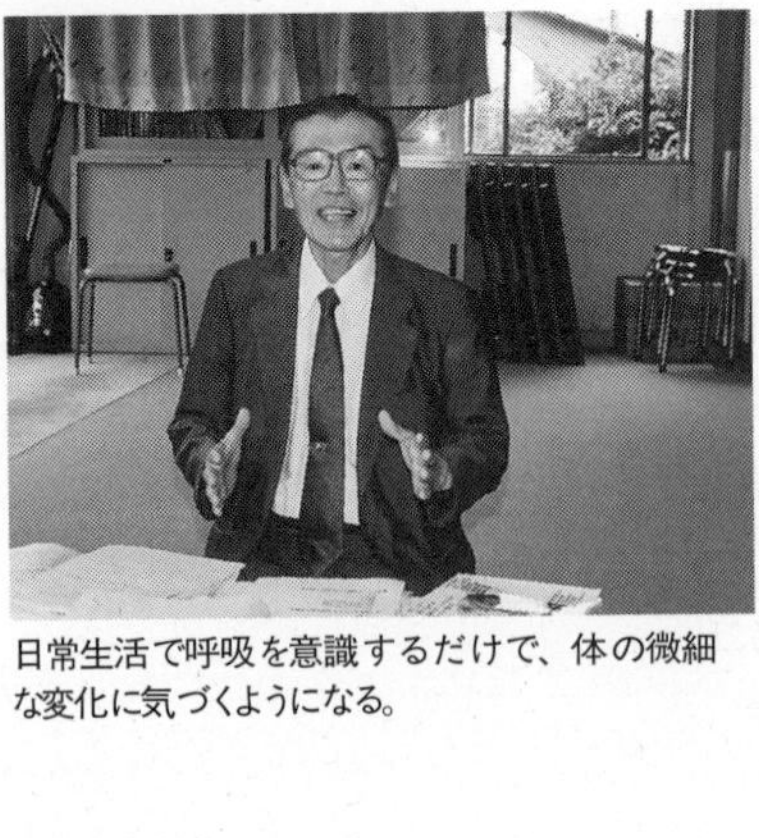

日常生活で呼吸を意識するだけで、体の微細な変化に気づくようになる。

自然治癒力が向上し、集中力や潜在能力が引き出される丹田呼吸

藤田霊斎道祖が調和道丹田呼吸法を始めた時代

明治41年に藤《ふじ》田《た》霊斎《れいさい》道祖が『心身強健法』を出し、調和道協会の原型がスタートしました。その藤田道祖は『夜船閑話』を書いた白隠禅師の内観の法と軟酥《なんそ》の法を学び、実践し、その経験を元に体系立てひとつの呼吸法として調和道丹田呼吸法を確立しました。

明治というのは、300年続いた江戸幕府が明治維新を期に崩壊し、それまで脈々と受け継がれたものが大きく変化した時代です。

明治40年頃というのは、その激動の変化によりそれまでの体制が無理やりに消されてできた歪《ゆが》みが徐々に表面化し、ノイローゼが増えた時代でもあります。現代と同じような混乱がありました。

戦前の日本はもっと精神を重んじていましたが、戦後、精神的なものがどんどん排除されていき、それまでの常識が覆《くつがえ》されました。

自分たちのアイデンティティーが失われた代償は、戦後すぐではなく、何十年かの時を経て、今、起こっているように思えます。

そういった時代の変化、環境の変化で安易に崩れることのない、ゆるぎない確信を得ることが今の時代に必要です。そのために有効な方法が丹田呼吸です。

病気の本質、心を弱めるものを取り除くことが健康へのカギ

藤田道祖は『確信を得る』ことを調和道丹田呼吸法の一つのキーワードとしています。また、精神と肉体との関係は、精神が主役であって、肉体はそれに従うものと考えます。ですから、ばい菌が身

体に入るなどの外的要因というのは二次的なものであって、病気の本当の原因は、我々の肉体を主宰している精神（心）が弱まることだと伝えています。

この精神の弱まりの原因は、憂《ゆう》愁《しゅう》、憤《ふん》怒《ぬ》、恐怖、怠《たい》惰《だ》、煩《はん》悶《もん》（考え苦しむこと）です。これが呼吸を浅くし、それによって血行が悪くなり、抵抗力が弱まるため、病気に冒《おか》されるのだと考えます。

私たち人間は、自然治癒力や病気に対する抵抗力を、大いなる自然からもともと与えられています。ですから、その力を妨げているものをいかに取り除くかが、健康へのカギです。

丹田呼吸法を行うことは、精神を強くし、心を弱める感情や妄《もう》信《しん》をぬぐい去ることができ、それによって肉体の健康も得られます。

元気でいるために、目的や希望を、言葉を使ってイメージする

ここまでがいわゆる「健康法」になるわけですが、調和道丹田呼吸法のエッセンスともいうべき特色は、「気の元」である元気を丹田で常に活躍させるようイメージを使うことにあります。

これは、生理的作用と精神的作用の両方に働きかけ、なおかつ積極的な方法であり、調和道丹田呼吸法独特の方法です。

このイメージを定着させるために、調和道の呼吸法をはじめる人は、まず自分の目的や、希望を最も適切、簡明にいい表すことの出来る文句を決めます。これを『公《こう》案《あん》』又は『公則《こうそく》』といいます。

例えば、病気をしている人ならば『無病強健』、気持ちがフラフラしていて落ち着かない人ならば『練胆強志《れんたんきょうし》』、成績を良くしたい人ならば『能力増進』などです。

肝っ玉がビシッと据《す》わるような言葉を漢字四〜五文字くらいで、自分で作るなり、選ぶなりします。

一度決めた文句は目的を達するまでは、中途で変更しないようにしなければなりません。もちろんこの文句は自然の法則に沿ったもので、前向きな言葉、積極性のあるものにしてください。

丹田呼吸法を行うときに、同時にその文句を丹田の中で、腹読《ふくどく》といいますが、お腹《なか》で読む（腹で唱えるの意で腹唱ともいいます）ようにしていきます。丹田呼吸でお

腹（丹田）に意識を集中することにより、頭脳の方の雑念妄想を（自然治癒力を妨げるもの）除くことが容易になります。

自然治癒力の働きを妨げる雑念妄想をお腹の力で振り払う

雑念妄想をお腹で断ち切ると決意して、自分で決めた、公案・公則を腹で唱えます。これを繰り返し、自分の希望、目的とする言葉に成りきることで、精神統一がはかられ、積極的な生き方が出来るようになります。これが藤田道祖の工夫したところです。

この点が非常に重要で、これを見逃してしまうと丹田呼吸法は外形だけに囚《とら》われ、呼吸体操という第二義的なものに留まってしまいます。

他のものは、身体面だけを目的に体操をしたり、精神面だけを目的に坐禅《ざぜん》を組んだりしますが、身体面、精神面をバラバラにやるのでは効果は半減します。

呼吸法は、頭だけで理解しても意味はありません。まずは実行し、実行し続けることにより目的とするものに成りきった段階で、本当にその効果が出てきます。

宇宙の根元的エネルギーを取り入れ、健康になる

私たちの精神を、何事にも動じないよう強く鍛えることは、努責《どせき》を起こりにくくし、起こったとしてもすぐ元の状態に戻すことができるようになるということです。それは病を寄せつけない身体に自ずと調《ととの》うということでもあります。精神を強く鍛えるために、呼吸法を使って息を調え、同時に公案・公則をお腹で唱えることで心を調えます。

この精神の実体を『真元《しんげん》』と呼びます。私はこれを宇宙の根元的エネルギーと解釈しています。人間はもちろん、大きなものは天体から小さなものは昆虫や細菌に至るまで、生物、無機物を問わずあらゆるものを存在させ、活動させている無限にある根元的なエネルギーのことです。

まだ誰かが確認したわけではありませんが、宇宙の中心に物凄いエネルギーの塊《かたまり》があって、ありとあらゆるものはその根元的エネルギーを中心として規則正しく存在

し、積極的に活動しています。このエネルギーによって、星の運行など、宇宙の秩序が保たれているという考え方です。

その宇宙の根元的エネルギーは、私たち人間の中にもほんの少し封じ込められているのです。だから、私たち人間の命もエネルギーということです。

吐くときは邪気を吐き出し、吸うときは宇宙エネルギーを入れる

私たちの命のエネルギーと宇宙のエネルギーとの交流は呼吸を通じて行われています。また丹田が、このエネルギーと直接結びついている場所なのです。呼吸や丹田を通じて、宇宙の根元的エネルギーを多く取り入れることが出来る人が、健康で、幸せで、安らかな人生を送ることが出来るのです。

宇宙の根元的エネルギーと結びついている場所が丹田ということは、丹田が生命現象を司る核となっているということです。

通常私たちは、頭でものを考えますし、意識は頭に向けられていますが、心臓とか肝臓などの臓器と同様、頭脳というのも生命現象を起こすためのひとつの道具にすぎないのです。ですから、意識を向けるのは丹田なのです。

丹田に意識をし、吐くときには体内にある邪気を吐きつくし、吸うときに宇宙の根元的エネルギーを吸入するのです。

私たちの生命エネルギーは、身体の中に閉じこめられていますから、だんだん疲労物質が溜《た》まり、腐ってくるといいますか、鈍化してきます。呼吸というのは酸素を吸って炭酸ガスを吐くという働きだけではなく、外の気と内の気を交流させる働きを持つという考え方をします。私たちの身体の中で老廃物となったエネルギーを、深く長い呼吸と共に、根元的エネルギーに返して、新しいエネルギーをもらう、又はエネルギーを交換する。これによって私たちの生命エネルギーは生命力の溢《あふ》れたものになるのです。

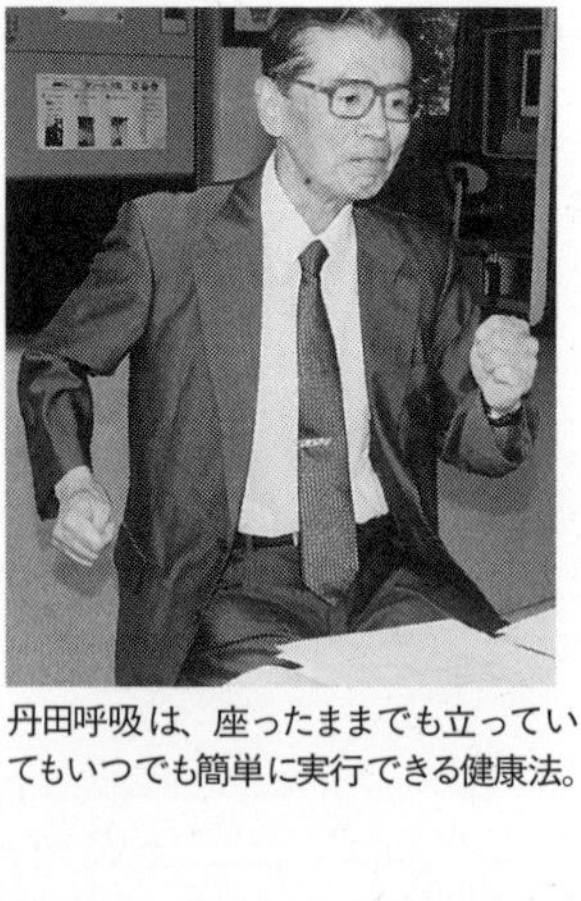

丹田呼吸は、座ったままでも立っていてもいつでも簡単に実行できる健康法。

日常生活で今日からできる やさしい丹田呼吸実践法で健康になる

朝、起きたら一番にする丹田呼吸

朝起きて、顔を洗ったら、まず窓を開け放ち新鮮な空気の前に立ちます。両手で腰を軽く押し、口を開いて『ハー、ハー』と息を6～7回出します。寝ている間の老廃物を全部吐き出すつもりで息を吐いてください。

今度は口を使わずに、鼻からゆっくり息を吸って、ゆっくりと吐きながら、公案を腹読します。

息を吸うときには、空気と共に宇宙の生気を取り入れ、吐くときには身体の邪気を全部吐き尽くすつもりで行ってください。これを14～15回繰り返します。

それだけのことですが、毎朝続けて実行してみてください。朝の新鮮な酸素が体内に送り込まれ、身体も頭もすっきり目覚めます。

通常、息を吸うときは鼻から吸って鼻から吐きます。これが自然な息ですが、老廃物を吐き出すときは、口から吐く方が早いので、はじめは口を使って息を吐き、老廃物を吐ききってしまいます。

息を吸うときは必ず鼻から吸います。口から息を吸うことはウイルスなどのばい菌などを鼻という濾過器《ろかき》を通さずに体内に入れてしまうことになるので、日頃から口で息を吸うことがある方はぜひとも改めてください。

歩いているとき、駅の階段での呼吸法

会社に向かって歩いているときや、駅の階段（特に登り）でおすすめの呼吸法が三呼一吸法です。

大きく息を吸い、「ハッ、ハッ、ハーーッ」と3回に分け、2回は短く、最後の1回は長く息を吐きます。3回に分けて息を吐くこと

で吸う息は、意識せずとも自然に入ってきます。

ハッと短く息を吐くときに、下腹が瞬間的に凹《へこ》むようにし、ハーッと長めに息を吐くときはゆっくりと下腹を凹ませていきます。慣れれば自然にそうなりますが、始めのうちは意識的にしてください。

また、丹田に意識したつもりが肩に力が入ってしまいます。肩に力が入らないように気をつけながら、歩くペースに合わせて自然にやってみてください。

短い息は、瞬間腹圧呼気といい、横隔膜《おうかくまく》を細かく振動させます。息を短く瞬間的にハッ、ハッと吐くことで、横隔膜や腹筋が動かされ、内臓のマッサージ効果になります。

呼吸と共に心臓・肺・胃・腸・肝臓などの各臓器の血液量もリズミカルに変化するので内臓のうっ血をとる作用も期待できます。

丹田呼吸をもっとも簡単に実践できるのがこの呼吸法です。呼吸は吐く息も吸う息も口を使わず、鼻で行います。歩きながら呼吸法をすることは、呼吸に意識が向き、余計なことに心が奪われにくいので、道を歩くだけではなく山登りのときにもおすすめです。

電車の中では公案をお腹で唱える

電車の中でもできる呼吸法はありますが、混み合っている車内では、大きく息を吸うのにいい環境とはいえません。ここで無理に呼吸法を実践するより、静かに呼吸をしながら、公案《こうあん》、すなわち自分の目標とする言葉を丹田で唱えましょう。心が鎮《しず》まり、仕事へ向かう気力も充実します。

オフィスでできるリラックス呼吸

仕事中は緊張が強いられるものです。パソコンの前で長時間の画面を見続けて作業をしたり、上司との会話、職場での人間関係、仕事上のトラブルなど、身体だけではなく心も緊張しています。

もちろん、何かに没頭しているときも自分を失っている状態ですから、リラックスをして自分を取りもどす必要があります。

緊張を解きほぐし、リラックスする呼吸法に緩息《かんそく》があります。パソコンに向かって仕事するときは、30分に1回くらいを目安に、このリラックスの呼吸法をします。それによりリラックスだけではなく、自分を取りもどせます。

まず肩の力を抜き、上半身を伸びあがらせるように、ゆっくり鼻からスーッと息を吸いこみます。充分息を吸い込んだら、上半身を弛《ゆる》めるように少し前に傾け、力を抜いていきながらゆっくりと息を吐き出します。

これを3回繰り返しますが、3回目の息を吐き出すときは、上半身をそれまでよりも深く前に傾けるようにして力を抜きます。これを繰り返します。何回も繰り返しているうちに心がどっしりと落ちついてきます。他のつまらないことに煩《わずら》わされないような心境に持っていけます。精神的な意味も含めるとものすごい効果があるといえます。

ノイローゼ、自律神経失調症で悩まれている方はこれだけでもいいので続けてみてください。自分を縛《しば》っているものから開放されます。これはもっとも簡単で単純な呼吸法ではありますが、ゆっくり呼吸するので、深いリラックスが得られ、坐禅と同じような効果をもたらすといわれます。

30分に1回というと、仕事の効率が落ちると考えがちですが、逆に、深い落ち着きと共に、直観的なひらめきも得られますし、結果的には仕事をスムーズにすることに繋がるのではないでしょうか。

眠りの質を高める丹田呼吸

ふとんに入り、両手両脚を伸ばし、静かに丹田に意識をしながら鼻から息を吸います。始めの4～5回は口から息を吐いて老廃物を吐き出します。次に空気と共に宇宙の生気をいっぱいに吸って丹田に保ち、それからゆっくりと細く長く吐いていきながら、手足の力を緩めていきます。そして、公案を念じます。一番暗示力が高まるのは眠りに入るときで、とても効果があります。

丹田に保つため、息を止めたときは声帯を開けるようにし、いきんだり肩の力を入れないように気をつけ、フッと息を漏《も》らすように息を吐き、体の緊張を弛《ゆる》めます。

この呼吸を続けていると自然に眠りに入りますから不眠症の方にもいいです。また、短時間でも質のよい眠りが得られますので、寝不足も解消できるでしょう。

身体のトラブル ケアに丹田呼吸

胃腸のトラブル

上半身をリラックスさせ、みぞおちのあたりを柔らかく凹ませ、下腹部を充実させる姿勢を『上虚《じょうきょ》下実《かじつ》』といいますが、この姿勢を取ることで胃腸のトラブルは消えます。

その上虚下実を作るためにいい呼吸法を波浪息《はろうそく》といいます。正座やあぐら、もしくはイスに腰掛け、背筋を伸ばして首を真っ直ぐにし、上半身の力を抜きます。右手の薬指と小指をおへそより2センチくらい上にあて、手のひらはそのまま自然に身体にあてます。左手の手の平は軽く下腹部にあてます。

その状態から胸を前に張り出すようにして、息を3秒くらいかけて吸います。次に胸を弛《ゆる》めるようにして、右手の小指があたっているあたりを折りくぼめるように、身体を少し前に傾けながら息を吐きます。

このとき少し背中が丸くなってもいいです。胸から抜けた力が丹田に集まるようにして5秒くらいで息を吐きます。

これを6回くらい繰り返し、左右の手の位置を交代させて、更に6回くらいするのが1セットの目安です。

便秘を治す

横隔膜の下、胃の奥の部分に、太陽神経叢《そう》という自律神経の叢《そう》（くさむらの意）があります。

この太陽神経叢の機能を活発にすることで消化器系の臓器の働きはよくなります。この太陽神経叢を刺激し、早い人なら数回で便秘が治ってしまうという大振息《だいしんそく》という呼吸法があります。

充分にみぞおちを落とした姿勢で両手を組み合わせ、下腹部にあてます。吐く息、吸う息に合わせて下腹部をリズミカルに移動させる呼吸法です。始めはヘソを左へ寄せるように上体を左に移動させ、息を吐きます。

次に上体をもとに戻し、力を抜いて軽く息を吸います。同様にして今度は右に移動させ息を吐き、身体を戻して息を吐く、この繰り返しです。

丹田を揺さぶるようにする呼吸なので便秘解消の妙薬《みようやく》といわれて

います。慣れるまではゆっくりとこの動作を続け、慣れてきたらリズミカルに動かします。

5〜10分続けるのが一回の目安です。間にリラックスの呼吸法(緩息)を入れるといいでしょう。

ストレスの解消

ストレスは心臓にも大きな負担をかけますし、さまざまな病気の引き金になっています。ストレスから自律神経失調症になる方も多く、ノイローゼや心身症など精神の病も一度なってしまうと治りにくいものです。

ストレスによって、胸に力が入る努責の状態を引き起こし、脳圧も高めますから、まずその力を抜くために、リラックスの呼吸法である緩息(※P72「オフィスでできるリラックスの呼吸法」参照)をします。また、横隔膜を刺激し、交感神経、副交感神経の調整に役立つ波浪息(※P74「胃腸のトラブル」参照)も同時にされるといいでしょう。上半身を曲げたり起こしたりするときの呼吸は、海の波で、この自然のリズムをマスターすると、呼吸のコントロールがうまくできるようにもなります。

がんを寄せつけない

がん細胞は体内の酸素不足で発生しやすいということがわかっています。

丹田呼吸は、息を吐ききることで、新しい酸素が充分に体内に入り、血中の酸素量を増やします。また、腹圧をかけることで横隔膜が内臓をマッサージし、血行がよくなりますから、吐故納新《とこのうしん》(細胞の必要とするものを摂《と》り入れ、不用な老廃物を排出する)を進めます。

これはあらゆる細胞の生命力を高めることになり、がんを寄せつけない身体をつくります。

「ハッ、ハッ、ハッ」と3回息を吐き、その勢いで自然に入ってくる息を吸う三呼一吸法は、簡単でありながら、吐故納新を進める呼吸法なのです。

三呼一吸法は、歩きながらだけではなく、座ってもできる呼吸法です。腕をマラソンのときのように前後、左右対称に振ったり、身体の前でタオルを絞《しぼ》る動作をしながら、それに合わせてハッハッハーッと息を吐くという方法もあります。

冷えと低体温

最近、女性に多いトラブルに冷えや低体温があります。夏は特にエアコンによって知らぬ間に身体が冷えています。身体が冷えることは万病のもとでもありますから、充分に気をつける必要があります。

三呼一吸法は、横隔膜をリズミカルに動かすことで体内の温度が簡単に上がります。歩きながらできますし、仕事の合間や家にいるときなど、正座やあぐらで、または、イスに座ってもいいです。はじめの数回は、仕事でのストレスも吐き出すつもりで口から息を吐き、落ち着いてきたら自然な呼吸、鼻から吸って鼻から出すようにしてください。ぜひ、続けてみてください。

呼吸体操だけでない、生き方が変わる調和道丹田呼吸法

藤田道祖は、公案・公則をお腹《なか》の中で念じる、唱えることを怠《おこた》れば、どんなに呼吸法ができていても、姿勢ができていても、調和道の真の目的である『練胆強志《れんたんきょうし》に確信を得る』ことはできない、と断言しています。

呼吸の仕方と身体の動作だけでは、呼吸体操としてはいいものの、精神面に強く働きかけることはできません。息を調え、次に心を調えるのには、自分の目的とする、自然の法則に沿った前向きで積極的な言葉を呼吸と身体の動きに一体化させることがとても重要です。

朝起きてから夜寝るまで、暇があれば丹田呼吸を行い、自分の決めた言葉をお腹の中で念じていく、それによってエネルギーが出てきて、邪気を吐きだしていきます。自分自身を調えていけば、身体の微弱な信号を聞きとることもできます。時代や周囲の環境、人との関係に惑わされることなく、堂々とした人生を送れます。

基本的には全て動作としては難しいものではありませんが、大振《だいしん》息《そく》など指導者について正しい方法を習得してから実践した方がいい呼吸法もあります。力の入れどころを誤らないようにするためです。是非実際にこれらの呼吸法を学び、実践してその醍醐味《だいごみ》を味わっていただきたいと思います。

（取材／高橋利直・文／百名志保子）

特集 3

治す力・癒す力を高める生き方のすすめ

帯津良一 Ryoichi Obitsu
(帯津三敬病院名誉院長) p.78

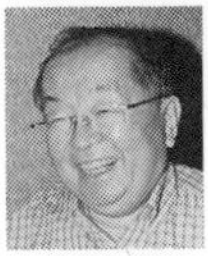

心はどこまでがんを治せるか

1936年埼玉県生まれ。東京大学医学部卒業。医学博士。1982年帯津三敬病院を設立。2001年ホリスティック医学を目指す、帯津三敬塾クリニックを開設。日本ホリスティック医学協会会長、日本健身気功協会会長ほか役職多数。講演多数。著書多数。

安保 徹 Toru Abo
(新潟大学大学院医歯学総合研究科教授) p.92

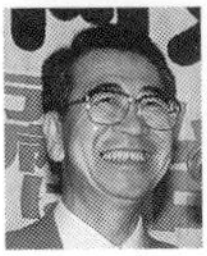

夜更かしをやめて免疫力を高める

1947年青森県生まれ。東北大学医学部卒業。1980年米国アラバマ州立大学留学中にヒトNK細胞抗原CD57に対するモノクローナル抗体(Leu-7)を作製。1989年胸腺外分化T細胞を発見。1996年白血球の自律神経支配のメカニズムを解明。講演多数。著書多数。

上野圭一 Keiichi Ueno
(翻訳家・鍼灸師) p.106

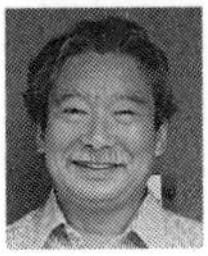

病気になる人、ならない人

1941年兵庫県宝塚市生まれ。1964年早稲田大学英文学科卒業。フジテレビジョン入社。1971年同社退社後、渡米しカリフォルニア州バークレー市に滞在。現在、日本ホリスティック医学協会副会長。代替医療利用者ネットワーク副代表。講演多数。著書多数。

心はどこまでがんを治せるか

ホリスティック医療の最前線

帯津良一

（帯津三敬病院名誉院長）

あるがままに「祈りに満ちた心」でがんと向き合う、帯津さんが出会った患者さんたち。時に劇的に良い変化が起こる人たちもいる。その人たちに共通しているのは、「良い場」に身を置き、命のエネルギーが高まっているということ。今、ホリスティック医療の最前線では、医療と養生の、そして生と死の統合への挑戦が試みられている。いつの日か、人間の「心」の部分が科学的に解明されたとき、「がんは心で治せる日が、きっと来るだろう」と帯津さんは言う。

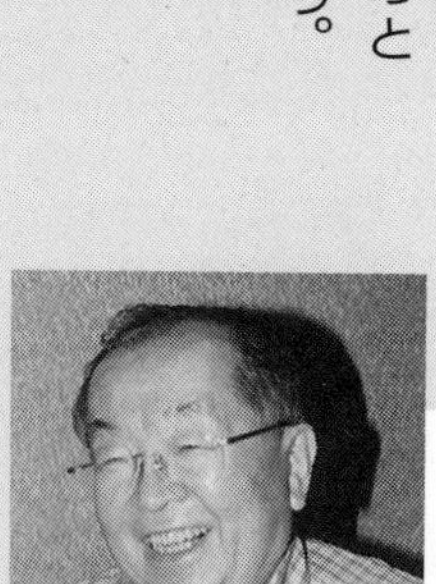

おびつりょういち
1936年埼玉県生まれ。1961年東京大学医学部卒業。医学博士。1982年帯津三敬病院を設立。2000年『楊名時太極拳21世紀養生塾』を設立し塾頭に。2001年にはホリスティック医学を目指す、帯津三敬塾クリニックを東京・池袋に開設。帯津三敬病院名誉院長。帯津三敬塾クリニック顧問。日本ホリスティック医学協会会長、日本健身気功協会会長ほか役職多数。西洋医学の他に伝統医学・民間療法などあらゆる療法を取り入れ、みずからも気功法を実践。がんなどの治療で患者の自然治癒力を引き出すホリスティック医学の第一人者。著書多数。

私が出会った自立した患者さんたち

しっかりとした人生観と何事にも動じない心

今回はまず、患者さんの例をいくつかお話しましょう。治療以前から、あるいは途中から劇的な「爆発」を起こす患者さんが、私のところにはけっこういます。

そういう方の多くは、私の勧める治療方法に納得しなかったり、手術を勧めても承諾しないいんですよ。こういう方たちは、たしかに自立しているというか、いわゆるひとつの自分の人生観みたいなものが根っこにあるわけです。ただたんに手術がいやだ、怖いとか、痛い思いをするから、というのではないんですよ。だから、普通ちょっとくらい話をしても、気持ちがひるがえって「じゃあ、やっぱりやりましょう」なんていう人はほとどいません。

30歳くらいの女性の例です。5年前に胃がんが見つかって、でも手術はしない、とおっしゃる。ご本人は漢方の素養がある人なのですね。ある程度の知識があって、それで治療法は漢方薬でいきたい、と。漢方薬と、ホメオパシーですね。これで出発したんです。

ときどき、私のところに入院してきて、気功などを一生懸命やっていましたが、普段からしていたかどうかはわかりません。別に悪くなったからじゃなくて、いろいろなことをやってみるために、これまで5年間に3回くらい入院しています。前回の触診では、お腹の中の腫瘍は、5年たっても、それほど育っていないことは間違いないんですね。この人は、手術をしませんので、検査も「意味がない」と言ってやりません。「やることをやって、悪くなればそのとき」と言って、胃カメラも飲みません。どうなっているのか分からないのだけれど、5年たってもニコニコしています。物もきちんと食べていますしね。

もう一人、50歳くらいの女性で、この人もやはり胃がんで、5年たっている人がいます。漢方薬やサプリメントをはじめの頃、ちょっとやりましたけれど、だんだん離れていって、今は温泉と宗像さんのサット療法（注：下段）をやっています。毎日ニコニコで、がんと上手につきあっています。腫瘍《しゅよう》マーカーも、ある範囲内で治まっていて、ちょっとくらいのことではびくともしない。この方は、ときどき病院に来られて、ちゃんと検査をされます。少しずつ進行しているような気もしますが、本人がもう全然問題にしていないから、私は何も言わないで見ているんですけどね。

「あるがままに」の価値観がこの世界をもっと面白くする

それからもう一人、食道がんの40歳くらいの女性がいます。ただ、この人はがんだと分かったとき、頸部《けいぶ》のリンパ腺にはっきりとした転移があったのです。これは、手術しても完全に取りきれない可能性がある。こういうときは、放射線と抗がん剤の併用が普通なのですが、彼女は初めからこういうものには関心がない。ご主人のお父さんがヒーラー的な人で、その人の言うとおり「西洋医学的なことは一切やりません」と言う。気功と漢方薬、ホメオパシーをやっています。

この方はちゃんと私の外来にも来ますし、クリニックの気功にも来る。今朝もひょいと来て、「食べ物があまり通らなくなってきました。本当に通らなくなったら、どうすればいいですか?」と聞かれました。「そのときは、放射線しかない。そして入院が必要になるでしょう」と答えたら、「どうなっても、私は放射線治療をする気はありません。ただ聞いてみただけです」と。そういうふうに悠然《ゆうぜん》とした人がいますよね。

このあいだ来た人は面白くて、2年で4回手術を受けているのですが、「何かやりたいわけじゃない、先生にちょっと会いに来たんだ」と言う。「もう、あるがままに生きると決めた」と。

そうしたら、同じ日に、胃を全摘した男性が来ました。普通でしたら、「再発予防のために、何かやりたい」と来る人がほとんどなのですが、やっぱり「あるがままに生きたい」という。「先生にときどき会いに通わせてもらえればいい」って。会いに来るだけじゃ、うちは仕事にならないのですけどね（笑）。

最近では、そういう意味で患者さんが成長してきた

（注）SATイメージ療法：宗像恒次氏（筑波大学体育科学系）が研究しているがんの心理療法。埼玉県川越市にある帯津三敬病院でもがん患者に取り入れている。ＮＫ細胞活性値やがん抑制遺伝子の発現も向上するという報告もある。詳しくは、宗像恒次著『がん、うつ病から家族を救う愛の療法 SATイメージ療法』（主婦と生活社）をお読み下さい。

というのでしょうか、この「あるがままに」なんていう人がもっともっと増えてくると、この世界、面白いと思うんですよ。あんまり目の色を変えていろんなことをやるのではなくてね。何かやるのもいいし、やらないのもいい、そう私は思っています。後でふれる「祈りに満ちた心」なんていうのは、やっぱり、ある程度そういう一つの心棒のある人が持っているようです。人間はどのみち、いずれ皆、死ぬわけです。手術というのは、ある意味、非常に姑息《こそく》的な手段です。目に見える部分を取るだけですから。その奥にある、心のレベル、命のレベルにある深い原因には思いをいたさないわけです。

最後の瞬間まで生きる意志 残された者の「生きる悲しみ」

ある30歳の乳がんの女性の話をしましょう。とても美しい方でしたが、最初のころはかたくなな顔をして、「検査だけしてください」と来たんです。検査をして、「これは手術したほうがいい」って言いましたら、まったく取りあわない。かたくなな表情で何度か来院したのですが、そのうち、腫瘍が大きくなってきました。

あるとき、「もう、西洋医学でも何でもいいから、やってください」って言ってこられました。そのときはかなり進行していて手術もできず、だんだん悪くなっていきました。気功なども一生懸命やって、私も様々な知見、代替療法的なものが手に入ると、みんな彼女に使っていたのですが、それでも悪化が進み、最後には「自宅で死にたい」と言って帰っていきました。

最初は心を開かない彼女でしたが、それがあるところから吹っ切れて、「何でもやってみます」ということになりました。でも、そうかといって、生にしがみつくのではなく、淡々と生きぬくという態度でしたね。この人も、病気の中で成長していったのでしょう。「いよいよとなったら、近くの病院に駆けこみますから」というので、紹介状だけは書きました。

1ヶ月ほどしてから、気になってご自宅に様子を見に行って、「また、いい試供品が手に入ったら持ってくるから」と言いましたら、「薬は要りません。先生の気を私にください」って真剣な表情で言う。気をあげるには抱きしめてあげればいいのだけれど、旦那さんやご両親もそこにいて、私は抱いてあげるのをためらってしまったんですね。そうしたら、その翌々日あたりに亡くなったという報が届きました。

後日談があるのですが、その数年後、池袋の駅で向こうの方から何ともいえない良い顔をした男性が歩いてくるのが、私の目にとまりました。それは本当に、遠くからでも惚れ惚《ぼ》れするような良い顔なんですね。だんだん近づいてきて、いきなり「帯津先生！」と彼が叫んだのです。その瞬間、私も気づきました。亡くなった、その女性のご主人だったのです。なつかしさに、二言、三言、交わしました。雑沓《ざっとう》の中ですから、すぐに別れましたが、彼の目の中に、深い悲しみを越えた達観のような表情があるのに気づきました。

人生観が変わるとしばしば起こる劇的な変化

もうひとつ、「爆発」が起こった、劇的な変化が起こった方の話をします。

卵巣がんの50歳半ばの女の人で、大学病院で手術をして、抗がん剤の治療を6クール、半年に一度ほどしていたのですが、途中で私のところに入院してきて、気功をやったり、漢方薬やサプリメントを飲んだりして、免疫力が落ちるのを抑えようとしていました。非常に気持ちが安定していて、「抗がん剤はつらいけど、やるべきだからやります。そして先生のところに来て免疫力を高めます」と、バランスが非常にとれていた人でした。

ところが、抗がん剤治療を最後に1回残したところで、突然、「私はもうやりません」とはっきり言ってきました。「強い副作用で免疫力が落ちるような状態はもういやです。もっとのびのびしたい」と。その最後の1回のやめ方が、スパッとしている。人生観が変わったのだろうな、という感じがしました。

この人は、それからもう10年以上、元気でいます。彼女をみると、抗がん剤治療の最後の1回をやらなくてよかったのだろうと思いますね。抗がん剤で難しいのは、かえって悪くしてしまうケースも多いことです。われわれの苦い経験から、状態の悪い人にはやらないことにしています。

ホリスティックな生き方とは
死の瞬間までエネルギーを高め続けること

使命感と目的意識が生きる喜びを与える

「働く」ということと、少し関連づけてお話しすると、病にかかっても大きく動じない人は、自分の一生をすべて視野に入れて働いている人が多い。つまり、「何のために働くか」ということを見すえることが、大事だと思いますね。

たとえば私個人についていえば、使命感や達成感を持ちながら日々、働いていますので、いくら働いても働き過ぎということはないんです。そのことを他人に強制はしませんが、「突然、死期を迎えることになってしまっても動転しないために、臆《おく》せず、やりたいことをどんどんおやりなさい」と言うようにしています。

これはよく「過労死」との関連で話しているのですが、自分が目的意識をもっていない、会社の歯車の一つとしてやっているような仕事がありますよね。それがオーバーになると、それはまさに過労、過労死になります。自分が主体性を持ってやっている分には、そうはならないのではないかと思っています。

この姿勢は、命の循環を視野の中にすべて入れること、死ぬまで命のエネルギーを常に高め続ける、そして死後の世界へとつながる「ホリスティック」の考え方と通じるものです。

時空を超えたスピリット私たちに宿るソウル

先日、一人の患者さんが、うちの病院で亡くなりました。死の間際はもう下顎《かがく》呼吸で、目をつぶって休んでいたのですが、そのうち、カッと目を見開いて起き上がりました。目が見えなくなってきていたのですが、私が誰だか分かると、ワッとものすごい力で手を握ってきたんです。両手を握って離さないまま、静かになる。緩んできて、外そうとすると、またギュッと握る。

家族の方々にも一人ひとり同じように相手を確認して握手し、大きな声で一生懸命語りかけようとする。お顔はほんとうに柔和でしたね。そしてまもなく、ポッと心臓が止まったんです。

人間というのはやはり、生まれたときからだんだん命のエネルギーが高まって、死ぬときが最高になる、と私はいつも言っているのですが、その患者さんの握手と迫力、これは私が思っていた通り、命のエネルギーが最高に達した、まさにその瞬間だったのだと思っています。

いずれ虚空《こくう》の場に帰っていくわけだから、それをいつも視野に入れて、自分の命のエネルギーと自然治癒力を高め続けながら、外界の治癒力、つまり自分の置かれた場のエネルギーを高めるために常に貢献していく、それこそがホリスティックな生き方だと、私は思います。

自分と外界との「共通の命」を育む、生老病死をずっと貫いているわけですから、病というステージひとつをとって考えるのではなく、まさにひとつの生き方として、とらえるべきでしょうね。

「共通の命」というのは、時空を超えて広がっているスピリット（精神、霊）で、その一部が体の中に入って宿ったものがソウル（魂）です。我々は生きている間から死後を通してずっとソウルを高め続けていって、宿ったソウルをスピリットへと返していく。それが、我々の本来的な生き方なのだろうと思います。

祈りに満ちた心は生と死の垣根をとりはらう

そもそも医療とはホリスティックなものです。患者さんの命の全体像をとらえ、引き出す。それに徹底的に沿った働きかけをする。ラリィ・ドッシーという精神科の医者は、やはり全体を見る医学を提唱している人ですが、著書の中で『祈りに満ちた心』では、自分を生かしてくれるものとの一体感を大事にすることを強調しています。

先ほどお話した患者さんが、エネルギーを最高に高めて息を引き取ったとき、これは生と死の統合だと感じました。生と死の間に境界があると考えることのないホリスティック医学とは、最後はこの境地に立つことでしょう。

「社会との共存」ということも、この文脈でとらえることができます。やはり、地球の命の「場」、我々が属しているいろいろな「場」のエネルギーを高めていかなくてはいけません。家庭の「場」も、職場の「場」も、学校、地域社会の「場」も、日本の「場」も、地球の「場」も、全部ですね。自分の内なるエネルギーを発して、「場」のエネルギーを高めるときに、その媒介となるのが言葉の力です。

医療の話でいうと、私はできるだけ患者さんとお話をして、内容はともかく、言葉の力でどれだけ患者さんが元気になっていくか、帰るときに来たときと違った顔で帰れるか、そのことを一番大事にしています。それを前提として、私の本職のホリスティック医学があるのです。

患者さんに対しても、講演を聞いてくれる人に対しても、言葉の力によって、その「場」のエネルギーが高まり、呼応し合い、私の命があふれ出て、しみわたってくれれば、と思っているのです。

あるとき突然、気づいたのですが、自然治癒とは体の中ではなくて、体の外にあるんです。誰かのエネルギーに呼び覚まされて、応えるようにあふれ出す命もあります。

イギリスで開かれたホメオパシーの大会に参加した際、研修で遠隔の気功をやりました。そこから日本の自分の病院の病棟に「みんながよくなるように！」と気を送ったのです。帰国してみたら、私の留守中に亡くなった患者さんは一人もいませんでした。それから次の年の大会でも、イギリスから日本に気を送りました。胃がんの合併症で顔が土色、意識も朦朧《もうろう》としていた女性の患者さんに送ったのですが、これもまた、帰ってみたら、彼女は起き上がることができて、血色のいい顔でニコニコしていました。今では健康に暮らしています。

私自身、五十肩で困っていたことがあるのですが、特殊な能力を持った主婦の方が知らないうちに、私に対して遠隔の気功をしてくれていて、いつの間にか治ってしまった、という経験があります。

統合医学時代のホリスティック医学とは

科学的根拠と直観を共に重視していくこと

ホメオパシーにもある程度医療資格は必要

ホリスティック医学の中身の話をしましょう。今、ホメオパシー（同種療法）というのが、さまざまなところで注目され始めています。これは、言葉の響きがきれいだし、漢方というよりはなんとなく現代風だし、何よりも体への負荷が少ないということで、代替療法の中で注目度が増してきています。

ハーブやアロマのような、手軽な形で見せている面もありますが、誰でも扱えるわけではなく、フランスやドイツでは「これは医療だから、医療関係者じゃないと施療してはいけない」と言う人もいます。イギリスでは、医者がやっている団体と、医者ではないホメオパスっていう、一定のカリキュラムこなして合格した人がやっている場合とがあります。これは相当深いところに入っていく治療ですから、やはり資格を持った人がやるほうがいいと私も思います。

ただ、ホメオパシーを応急手当として薦《すす》めているところがあります。ドイツなどでは実際、薬局にホメオパシーのレメディ（ホメオパシーの薬）がそろっています。普通の人が買いに来たら売るわけです。日本ではまだ医療として認められていないため、このように買える場所はありませんが、かぜ薬と同じようにファースト・エイド的に使うのも、私はいいと思っています。ただし、非常に難しい病気、慢性疾患に対しては、きちんとした教育を受けた、西洋医学や中国医学を理解した人がやったほうがいいでしょう。バランスが大事です。

それから、ホメオパシーだけ身につけてそれだけを使うのではなく、西洋医学も心得ているのが望ましいということです。どの医療にも長所と短所あるのです

※ホメオパシーについては、本シリーズ１号、５号でも詳しく説明しています。

から、複数のやり方を知り、「これがダメなら……」というふうにカバーし合ったほうがいい。私の場合は、中国医学も含まれます。今はホメオパシーのニーズが高いのでこればかりしていますが、どうしてもうまくいかないときは漢方を使ってみたり、西洋医学でアプローチしたりします。やはり、医療とは統合医療であるべきだと思いますので、一人の医療者の中でさまざまな医療を統合していく努力を続けていかなければならないのです。

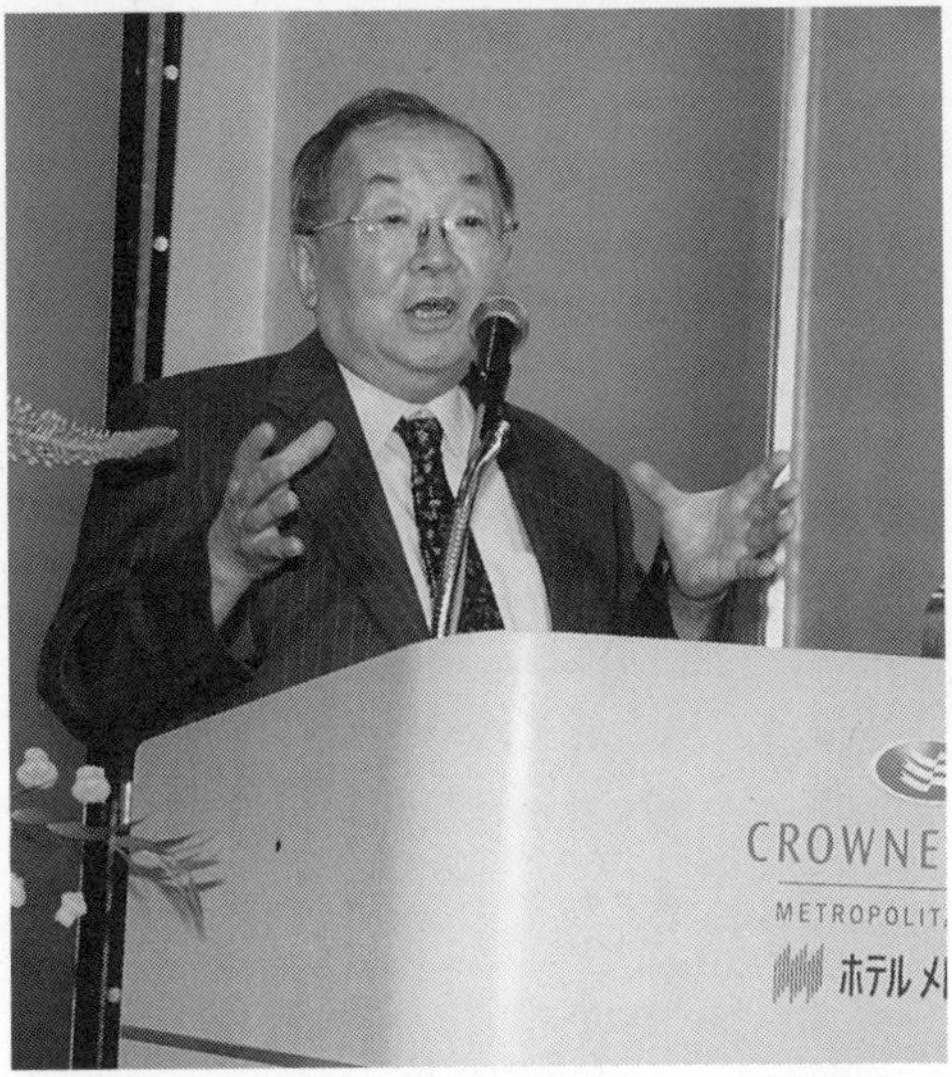

診療がない日は、講演会で全国を跳び回っている帯津先生。

エビデンスやサイエンスを超えた「言葉の力」を持った医療

ホリスティックな医療にあたろうとすると、心の、命の相当深いところに入っていくことになります。がんの患者さんと話をすると、不安を取り除いたり、気力が出てきたり、それから痛みが軽くなったり苦にならなくなったり、いろいろなことを言ってきます。治療の影響が、「奥」の部分に及んでいる証拠だと思います。がんは小さくならないのですが、気持ちの上でグッと良くなってくる。つまり、免疫力が上がりますから、間接的にはがんの治療になっているわけです。がんというのは体だけの病気ではなく、もう少し深いところに原因があって、それを患者さんと一緒に探し、そこに焦点を当てていくことが大事です。

我々が医療の現場で「エネルギー」を考える際、体の物質性を取り除いて残された「エネルギー場」を対象としています。そういう意味での「エネルギー」は、科学的用語としての「エネルギー」ではありません。そこのところがまだ、エビデンス（科学的根拠）が乏しいわけですが……。

たとえば、投薬というのは、薬のエネルギー場において人間のエネルギー場に対して働きかけをする。薬のエネルギー場の持つエネルギーが入ってくることだ、と私は考えています。目に見えるものしか信用しない、科学的な裏づけがなくてはならない西洋医学とは相容れないかもしれませんね。しかし実際、科学が裏づけることができるのは身体性のほうだけで、エネルギーにはまだ及んでいないわけです。裏づけがないからダメだ、というのもおかしい話なのです。科学の進歩に合わせて生きているわけではない、それを超えた生き方もあるわけです。

そう考えれば、エビデンスがなくても、直観でいいと私は言っています。直観というのは、精神的な大いなる働きで、体の中の命の場と虚空《こくう》の場との、エネルギーの響き合いから生まれます。これはエビデンスよりも、よほど高位の精神構造です。医師は科学的ないろいろな知識と技術を身につけますが、ところがその価値は、その人が人間の魂をどれだけ尊重できるのかによって決まってきます。

ある映画で、真冬の池に落ちて手足が利かなくなり医者にも見放された子どもを、牧師が歩けるようにしてあげたという話がありました。広いところで、子どもを一生懸命励ましながら、歩こうとさせた。そして治ったのです。医療は、エビデンスやサイエンスだけではなく、言葉の力を持った人がやらないといけない仕事なのです。

これからは統合医学の時代です。そのためにはエビデンスと直観を統合していかねばなりません。エビデンスも、我々の先祖から築かれてきたものですから大事にする必要がありますが、それだけに凝り固まらず、それと直観をいかに統合していくか、なのです。

命のエネルギーを高めるには「良い場」と「言葉の力」

ホリスティック医学に一番大事なのは「場」のエネルギーを高めることです。

患者さんがいい「場」に身を置くことが最良の治療ですから、私の帯津三敬塾クリニックは、「良い場」の実験をする場所にしたいと思っています。そのためには、志を持った人が集まって常に努力していかなければなりません。

「良い場」というのは、良い家庭、良い職場、良い仲間、あるいは良い地域社会、良い医療などを指します。良い医療の中に身を置かなければならない。それでは、良い医療とは何か？　その場のエネルギーが高い状態とは、どういうことか？　何によってもたらされるのか？

それは、人と人とのネットワーク、人と人とのコミュニケーション、そして言葉の力なのです。ですから、医療をよくするには、命のエネルギーを高めるということが重要です。

イギリスでのホメオパシーの会合では、どの人もどの人も「言葉の力」にあふれているのがひしひしと伝わってきました。先述しましたが、エネルギーのある言葉を発することができる医療者こそが医療をおこなうべきなのです。

生命に対して深く思いをいたさない、ただ技術と知識があるだけの医者はダメです。私は言葉の力は非常に大事だと思っています。

ホメオパシー、漢方、気功　身体の医学からエネルギー医学へ

私のクリニックがめざした方向に進んでいるのは間違いありません。今は及第点といったところでしょうか。患者さんを多く迎え入れてしまうために、余裕がないという悩みはありますが……。今やっているのはホメオパシーと、漢方、鍼灸、気功などの中国医学です。とくにこれから、身体の医学からエネルギー医学の時代に変わっていきます。エネルギー医学のエースがこのホメオパシーと気功だと私は思っています。気功に関しては、なかなか一人では無理ですから、手を取って誰かに教えてもらうことが必要です。それから自分でも本やビデオなどで復習し、習得していく、生活に組み込んでいくことが大切でしょう。

ホメオパシーも気功も本当は、その人の生き方として身につけていってもらえればいい。気功も、できればマイペースで、教養としてやるのがいい。この二つが新しいかたちの「養生」を担っていく。それを実行する人が多くなれば、地球の「場」のエネルギーは、

確実に上がっていくでしょう。

本当のホリスティック医学ができるためには、大いなる統合医学を突き抜けて、さらに医療と養生が統合されなければならない。要するに、すべてが自分自身の「主治医」だということになります。また、先述したとおり、生と死の統合がされなくてはならない。どっちが生でどっちが死かわからない、という見地。ここを突き抜けてこそ、本当のホリスティック医学が現実のものとなるのだと、私は思っています。

心でがんは治せる 私は、そう確信しています

今回の「心でがんは治せるのか」という命題について、私は「治せる」ということに確信を持っています。講演に来たお客さんに「具合のいいときに来ようと思っていたけれども、かえって調子が悪いときに行ったほうが具合が良くなるからいい」と言われたり、私が患者さんとお話するときに使った「生きる悲しみ」という表現が、逆に躍動を与える結果となったり、思わぬときに、患者さんの深いところに入っていっているということを実感します。

心の問題がさらに定量化、数量化できるようになったとしましょう。心というものが、ある程度、形としてとらえることができるようになれば、人間はがんを克服することができるのだと、私は思っています。遺伝子医学とか免疫学がいくら進歩しても、それだけでは無理なのです。心の問題に迫ることなしには。

がんと心の結びつき シュタイナーの人生観にもヒントが…

先日、新聞に「2020年に、がんの特効薬はできるか」というテーマの記事が載っていました。そのころまでに、いわゆる薬品としての特効薬はできないでしょうが、今より治るようにはなるでしょう。こういう心の状態を持ち続ければ治癒力が高まるんだ、ということも、もう少し分かってくると思います。

サット療法にしても、それだけではまだまだ無理にしろ、それによって、がん正常化遺伝子を増やす一つの道を作っていることは確かです。そういうことの積み重ねの上に、「これをやれば必ず治癒力が高まる」

という、がんと心との結びつきが、少しずつ分かってくると思います。

サット療法とは、2時間くらいかけて、話しながら患者さんのイメージを誘導していく手法です。そのときにどんなテクニックを使うのかが問題なのですが、とにかく患者さんを小さいころの状態、そして最終的にはお母さんの子宮の中にまで戻すわけです。そうすると、急にいろんなデータ、免疫力やNK活性がよくなってくるのですね。それをがん正常化遺伝子の発現としてとらえたい、というのが研究の始まりです。

うちの病院では3年前から始めましたが、手応えを感じている患者さんが多いようです。シュタイナー思想の「バイオグラフィー」と似ているかもしれませんね。あれも、人生を7年周期で区切っていって、心や生き方に悩んでいる人を、その一つひとつに連れ戻す。さかのぼったバイオグラフィーを全部自分でひもといていくと、これからの生き方が見えてくる、と。医療というより、教育や、生き方すべてを体系化したシュタイナーの思想に基づいて、世界各地で共同体が作られていますね。

最後に、余談ですが、私自身、命のエネルギーが高まったと感じるのは、カミさんの一言だったり、いい原稿が書けたときだったり、あるいは、居酒屋に入って「さあ、これから酒を飲むぞ」という瞬間などですね（笑）。

日常、こんな小爆発はたくさんあります。先日、夏目漱石に関する原稿の依頼があったときなどは、ものすごくトキメキましたね。

（取材／高橋利直・文／大島正裕）

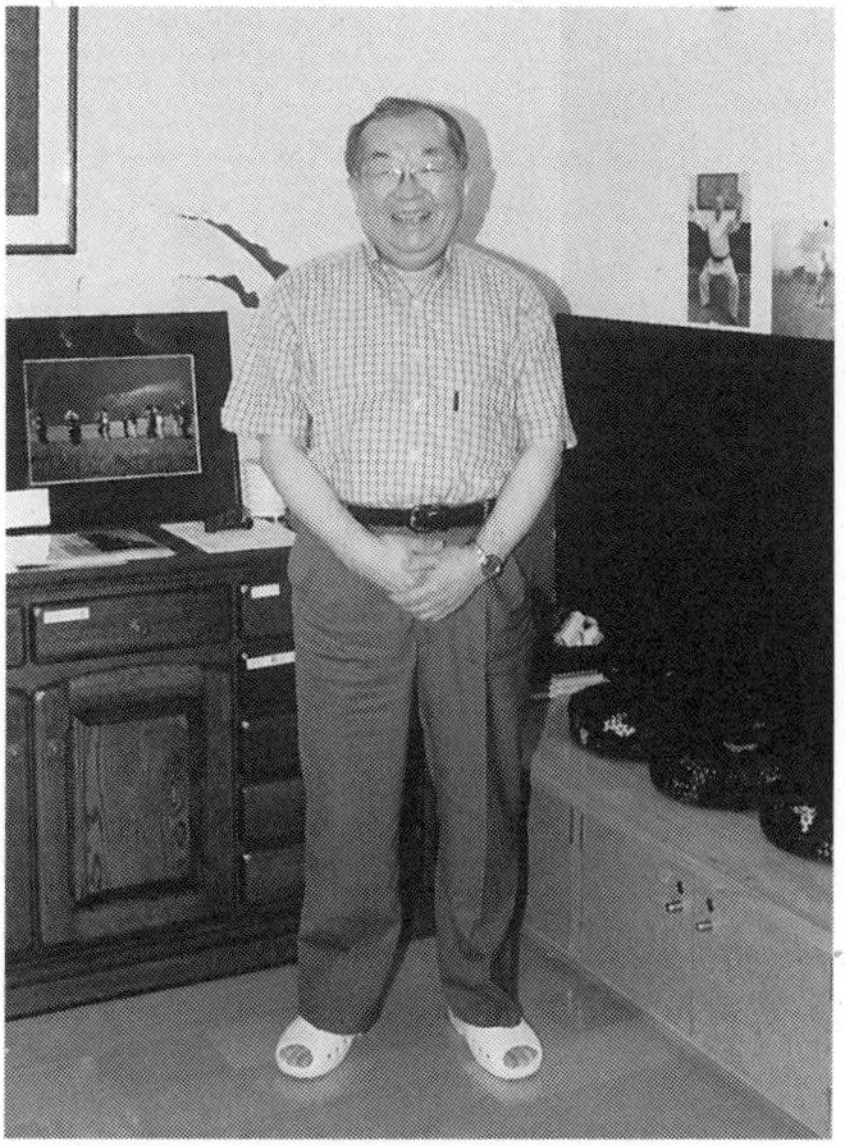

東京池袋にある帯津三敬塾クリニックにて。

偏った生き方が
病気になりやすい
体質をつくる

夜更かしをやめて免疫力を高める

安保 徹（新潟大学大学院医歯学総合研究科教授）

今の医学は、自立神経の働きを考えないで
アドレナリンやノルアドレナリン等のホルモンや
微細な分析・研究ばかりで考えているから
対症療法だけで根治療法にはたどり着きません。
病気の本質は、「生き方の偏り、無理した生き方」に
あります。中でも、「夜更かし」は偏《かたよ》った生き方で、
病気になる流れの本態です。
「夜更かし」を改めて免疫力を高める。
その秘訣を、今回はお伺いしました。

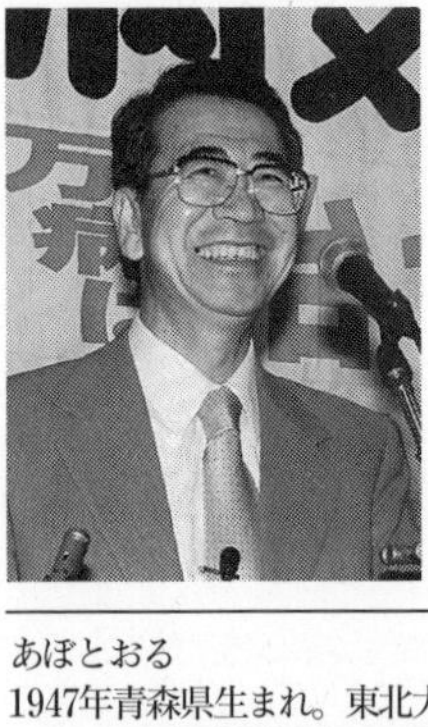

あぼとおる
1947年青森県生まれ。東北大学医学部卒業。1980年米国アラバマ州立大学留学中に、ヒトＮＫ細胞抗原ＣＤ57に対するモノクローナル抗体（Leu-7）を作製。1990年胸腺外分化T細胞を発見。1996年白血球の自律神経支配のメカニズムを解明。2000年、百年来の通説、胃潰瘍＝胃酸説を覆す顆粒球説を発表し大きな衝撃を与える。英文論文の発表数は200本以上、国際的な場で精力的に活躍し続ける世界的免疫学者。著書に『未来免疫学』、『免疫革命』、『ガンは自分で治せる』『薬をやめると病気は治る』等、顆粒球・リンパ球理論で免疫学関連の著書多数。

無理した生き方、辛い生き方を自覚できた人ほど病気からの脱却は早い

……最近の著書や講演会での先生のお話を聞いていると、「病気を根本から治すには無理な生き方を変えよう」ということを積極的にお話されていますが……。

お医者さんへ行って同じ治療を受けたり、アドバイスを受けて同じ生活改善を行ったりしても、治りやすい人と治りにくい人がいます。私も、かつて患者さんを診ていた時代は、具合が悪くなってからのことばかり聞いていました。それが、白血球の自律神経支配の法則を見つけてからは、患者さんの話を聞くほどに、病気になる前の方が大事だとわかって、「病気になる前にすごい無理をしたでしょう」、「辛いことがあったんじゃないの」って言い方をすることが多くなりました。するとね、みんな辛い目にあっているわけ、とっても無理をしているわけです。

こういう会話をしていると、次の瞬間にお互いの共感が生まれるのです。無理をしたっていう実感を自覚できた人ほど、病気からの脱却が早いことがわかりました。

……薬や手術などの対症療法では、進行を一時的に止めることはできても、以前と同じ生活習慣をしていれば、また病気が再発するということですね。

そうです。実際にがんの場合、現代医学を学んだ医師でも、一般の人でも、発病の原因は体の外から来るものだと思っている人がまだ多いんです。たとえば、たばこが危ない、紫外線が危ないとか、悪いものを食べたとかね。

ところががんの患者さんを診るとそうじゃないことがわかる。必ず、副交感神経が抑制されて免疫力が低下しています。副交感神経は、主に夜寝るとき、リラックスをしているときに働く神経で、アセチルコリンと呼ばれる物質を分泌して、白血球のうちリンパ球の数と働きを調整するということが私たちの研究で明らかになりました。これが、「白血球の自律神経支配の法則」です。

白血球は、血液中の成分で、免

疫を含む自己防衛システムの中心的存在で、健康な人でその35～41%をリンパ球が占めて、その比率は副交感神経が優位になると増加します。がんの患者さんの場合は、この比率が30%を切っています。

そしてこれらの患者さんは、先ほど言ったように、がんになる前に、「すごい無理をした」、「辛いことがあった」というたいへんなストレスを受けています。

ストレスで副交感神経が抑制されるとリンパ球が減少して、リラックスした生き方をしているとリンパ球は増えていく、つまり、リンパ球の増減は、その人の生き方を反映していて、この白血球の自律神経支配の法則から、がんの患者さんを診ると、だいたいストレスパターンになっています。

……自律神経には、副交感神経の他にもうひとつ交感神経がありますが……。

交感神経は、主に活動時に、緊張、興奮しているときに働く神経で、アドレナリンという物質を分泌して、白血球のうち顆粒球の数と働きを調整しています

また、交感神経と副交感神経は、自律神経と呼ばれ、両者はシーソーのようにバランスをとりながら働いています。ストレスが続くと、副交感神経が抑制、交感神経が緊張の状態になり、リンパ球が減り顆粒球が増えます。

顆粒球は体内に侵入した細菌を処理し、感染症を防ぐ働きをする一方で、増えすぎると強力な酸化力を持つ活性酸素をまき散らし、組織を破壊していきます。

さらに自律神経は、全身の血液循環も調整しています。そのため、交感神経が過度に緊張すると、血管が収縮して、全身に血行障害が起こり、体の節々が痛みます。

……こうして、自律神経の働きに着目しながら病気の成り立ちをみていくと、病気はまさしく、「生き方の反映」であることが理解できますね。

そのとおりです。病気の根本原因は、このように偏った生き方にあるわけですから、症状や検査値を改善することに終始している現代医学では、病気は治らないのです。

また、現代医学の他に、代替医

療にも、自律神経を整え免疫力を高める作用をする療法もありますが、代替療法だけでは、やはり、免疫力の低下を促す偏った生き方を是正《ぜせい》することができませんので、こうした療法だけでは、残念ながら一時しのぎの対症療法にしかなりません。

人が健康から逸脱していく流れの本態は豊かな社会、便利なくらし

……特定の症状、疾患がなくても、現代人のほとんどは、偏った生き方をしているように思えます。こういう人のことを、「未病《みびょう》」といいますが、病気、未病に限らず、「偏った生き方を改める、具体的な方法」はあるでしょうか。

わたしは、人の健康が逸脱していく流れの本態は、やはり国が豊かになって本来の人間が、何万年も生きてきた生き方からはずれている流れに入ってきたこと、だと思います。

そして、その一番は、「夜更かし」だとこのごろ思っています。

電気が赤々としてついている、テレビが写るところでみんな夜更かししています。

夜更かしをすると、夜に交感神経緊張になります。

交感神経が緊張すると、先ほど言ったように、血管が収縮して、全身に血行障害が生じて、細胞の活力が失われ、体のあちこちに痛みが生じます。そして、便秘や不眠、肩こり、腰痛などの不定愁訴から、がん、心臓病、糖尿病などの慢性疾患まで引き起こします。

本来、夜は休息の時間で、日中、緊張している交感神経の緊張を解いてリラックスする事が大切です。眠ることほどリラックスさせることはありません。特に、横になって、重力からの解放が重要です。睡眠時間をきちんととることは、私たちの免疫力を保つ上で、とても大切です。

……メラトニンという、生体の時間リズムの調節にかかわっていると言われているホルモンがあり、このホルモンは生理的な眠りに関連します。メラトニンは、午前1～2時頃、分泌量が最大になります。またメラトニンには、卵巣からのエストロゲンの分泌を促進する作用があり、夜中に光を浴びる

とメラトニンの分泌が抑制され、それに伴って卵巣からのエストロゲンの分泌が亢進し、乳がんリスクが高くなるという仮説が考えられていますが……。

この仮説が、正しいかどうかはわかりませんが、夜更かしして、午前1時2時まで起きているというのは、朝日が覚めても、午前中とかお昼過ぎまでまだ覚醒《かくせい》しないという状態になっています。これでは、ふつうの社会生活が営めません。ですから、偏った生き方になるのではないでしょうか。すると、がんが発病するリスクも高くなるはずです。

そこまで、極端にならなくても、朝起きて、十分に覚醒していないと、朝ごはんを食べる元気もでないし、学生だったら授業も聞けないし、社会人だったら仕事をする気力が起きない、お昼を食べて少し体が温まってきて、午後の3時、4時になれば元気が出てきます。そのころは学校も仕事も終わる頃です。

すると、今度はやっと夕方から元気が出てきて、また夜更かしになります。

……そういう流れは一般の人たちが活動しているときに、いつも低体温、低血糖、無気力の世界をつくりますね。

そうです。そうやって夜だけ元気が出て朝起きたときは元気がない、元気がないと食事をしっかりとる能力はその時間、失われます。だから、むしろ朝食をとらないほうがまだ活動できる流れになります。

よく、夜は日付が変わる前に寝ないといけないと言いますが、その通りだと思います。ましてや、子どもは、午後9時前には寝ないとだめです。理想的には午後8時だけれど、さすがに昔みたいに8時に寝るのは無理だと思うので、9時には寝ていないとだめだと言っています。

先生から教室で教わることだけが勉強ではありません

……それでも、子どもたちは夜遅く塾にかよっています。今、小学生の中学受験率が高まっていると

聞きますが……。

今の社会は、公立中学への不信感や偏差値重視の評価システムの中で、子どもたちもたいへんです。学校から帰った後に塾に行って、東京近辺だと夜9、10時くらいに電車に乗って塾からの帰宅です。

こういった子どもたちも、その時間は頑張れるかもしれませんが、就寝前に、交感神経が高ぶっていてなかなか寝付けなかったり、熟睡できなかったりします。すると、朝起きても覚醒できずに副交感神経が優位のままで、午前中からお昼前後まではぼうっとして頭がつかいものにならないでしょうね。

夜更かししていると、朝もまだ副交感神経が優位で低体温のままで、まだ、半分眠った状態でいるのです。それが子どもたちの今の生活パターンだと思います。子どもたちも、大人も、限界を越えた夜更かしをしています。

……学歴、競争社会のありかたが人の免疫力、社会の治癒力を低めているのではないでしょうか。

教育のあり方を変えていかなければいけない。人から、教室で教わることだけが勉強ではありませんからね。

わたしたちは、知識は教室の中とか、部屋の中とかで身につきますけど、感性は自然との接点でしか身につきません。

風が強いとか、嵐がきたとか、花がきれいだとかそういうのは、自然と出会わないと、触れ合わないと感性は育たない。

知識はあるけど感性がない、そのような流れだと新しいことを見つけるのは容易ではありません。

私の場合、社会に対して物を申していくときは、いつも小学校時代の三厩《みんまや》での原体験が、自然に帰れという感覚が、浮んできます。

私が生まれたのは、青森県津軽地方の三厩です。津軽半島の突端は演歌で有名な竜飛《たっぴ》岬で、三厩は、その岬のいわば付け根のところです。平地が少なく、田畑が少なく、漁業で成り立っている地域です。小学校を卒業するまで、三厩で過ごしたのですが、ここでの生活の基本は、自然に逆らわずに生きるというものでした。私が育ったころは、夜は今のように明るくなく、風が強いと停電したものです。ですから、自然に対して、何か人工の力で抵抗するというよりも、自然の流れに沿って生きるという考え方が身にしみています。

これが、私の免疫学的な発想の土台となっているように思えます。

だからといって、昔に帰れということではありません。私は昔の生活の大変さも体験しています。とにかく今と違って、生きるために重労働が必要でした。日常生活でも、仕事でも、体に負荷をかける、ストレスのある過重の労働のために、昔の人の平均寿命は短かったのです。

……小学校までは、勉強よりは自然を相手に、川でカジカを釣ったり、野山を駆けまわって遊んでいたということですが……。

今の子どもたちが、私と同じ体験をするのは、時代も違うし、都会に住んでいると無理なので、そういうときは、遠出でも、小旅行でもすればいいです。

都会にも、ちょっと郊外にでるといろんな公園があったり、今は、交通機関が発達しているので、数時間も行けばどこでも行けますから。

体を鍛えることと自然にふれることが重要で必要です。遊び盛りの子どもは、日中は、交感神経を目一杯使って思いっきり遊び、夜は、副交感神経を目一杯使って、バタンキューと寝る。このぐらいメリハリのある生活をしたいですね。こうすれば、夜更かしで悩むことなんてあり得ないですから。

もちろん大人だって、これが理想です。津軽の体験は大きいです。それしかありません。

わからなくなったら何かに頼るのではなく基礎に立ち返る

……大学の医学部の受験を独学の勉強で勝ち得たとお聞きましたが……。

実は、高校2年で将棋にはまり、高2の終わりごろから学校の勉強についていけなくなってきました。

数学、物理、化学は基本を逃すともうわからないのです。ですから、1から独学でやり抜きました。

あと国語、英語はそれなりにその都度なんとかやっていけるけど、数学、物理、化学は基本がわからないと何もわからないので、それは悲しかったです。一時は、もうだめだなあと思ったときもありましたが、医学部に行くという決意もあったので、なんとかやりきりました。

それから目覚めたようにがむしゃらに勉強に励みました。それが高校2年生の終わり頃です。遅れを取り戻すべく自分で参考書を購入して、一からやり直したのです。

今から振り返ると、このとき私のやった受験勉強のスタイルも、その後の研究のやり方に影響しているように思います。つまり、わからなくなったら、何かに頼るのではなく、基礎に立ち返るという考え方です。その結果、権威に頼らず、自分の体験で勝負する学問のスタイルとなったのです。

……誰もが先生のように、独自の勉強方法を確立するのは大変だと思いますが、先生は、今の日本の学校での勉強内容についてどうお考えですか？

世の中には、いろいろな職業の人がいます、数学、物理は必要のない人もいます。だけど、必要な人もいるでしょう。

日本みたいな文明国はある程度そういう数学、物理をおさえた人が何割かいないと国がもたないでしょう。研究する人には必要です。

ですが、嫌いな人は無理してやらないでいいのです。ああいうのが好きな人が、必ずいますから。好きな人がやって、嫌いな人は無理してやらないで、他の才能で勝負したらいい。絵を描いたり、音楽、創作とか別なものに力を発揮すればいいのです。

……欧米型の社会の中での教育制度では個人個人の個性を引き伸ばしていく教育制度が成功事例としてあるようですが……。

日本でもみんなが無理やり算数、国語、理科、社会をやらなければいけないかどうかという議論が度々ありますが、中学までは全教科やってもいいじゃないかと思います。高校に行けば、普通高校とかいろいろありますからね。でも自分の得意科目とか、好きなことを集中してできるような教育環境をもっともっと積極的に作っていくことには賛成です。

子ども、一人ひとりの個性を尊重して、それぞれが伸び伸びと学べるように社会を整備していくことは大切です。

高校くらいになったら自分の時間割りを作って自分のスケジュール表で動けばいい、逆にそれくらいの主体性、自主性が必要だからです。

……大学受験のとき、最後には我一人で立ち向かっていった。その自信が基盤となり、免疫理論を発見したとお聞きしましたが……。

人間は、自信を持っているときと自信を失うときがあります。いつも自信満々で生きているわけではありません。みんな、信念はいつも一定ではありません。自信を失ったり、やたらに自信が出たり、そういうのがありながら生きています。

だから、いつも自信を持ちなさいとか、いつも自分ひとりで生きられると思うのはたまに思っていいけど、それほど大事ではありません。

みんな気持ちって揺れ動きます。生き方も病気も同じで、徐々に良くなったり悪くなるのではなく、あるところで、ポンと上がったり、下がったりします。人生すぐに結果が現れなくても、近いうちに成果が出るものだと思っていれば、落ち込んだときにも耐えられます。

私自身そうやってきました。

……いつも大発見の1年前は落ち込んでいたとお聞きしますが……。

すごく落ち込みますね。にっちもさっちもいかず、目の前が真っ暗っていうときに這《は》い上がります。躁鬱《そううつ》病という病気がありますが、ある意味で人間はそうなります。躁が強い人は、鬱も強くなります。

だから人間の感情は揺れ動くようにできているんじゃないのでしょうか。そこを理解すればいいのです。

落ち込んだときは、いつかまた、いわれのないはっきりとした自信が出てきますので、待っていればいい。最近のわたしも辛い、苦しい体験があります。

結局、免疫学といっても思ったことをみんな実験に移して、それをみんな解析できるわけではないから、意外と狭いことをやって、わからないことが多いのです。

私も、実験が未熟だったりして、立ち向かえないことがいっぱいでてきて、10年前の勢いはありません。今はどん底の世界かもしれません。だから、どん底を過ぎたら今度は何があるか楽しみです。

現代医学の主流の方々からみるとわたしの考え方は差し障りがあるかもしれませんが、それ自体はあまり気にしません。

どうしてかと言うと短時間に認められようという気はありませんからね。１００年、２００年で認めてもらえればいい、と思っています。

今生きている間は関係ないのです。だから、この頃の言い方はそんなに強くないのでしょ。私のほうが自信ないくらいです。

……現代医療の標準治療、ガイドラインがなかなか一般の人には見えにくいのと、そのこと自体、治癒率は発表されるごとに低くなっている事実もあるようですが……。

人間はこれまで分析科学中心でやってきてどんどん細かいことが解るようになってきました。科学万能主義だったり物質至上主義でやってきたなかで起こっていることで、個人個人の力量ではありません。社会全体の動きなわけです。

だから、行きつくことまで行って限界を感じることがこれからの正しい流れではないでしょうか。

医療でも教育でも経済でも、とにかくある狭い範囲で構築された科学だから、学べば解る、分析すればわかるというように社会全体がその流れで進んでいるわけで、行き詰まりに気がつくのは、最後まで行ったときで途中では変われないのです。

国の年金制度も健康保険も破綻しないとだめです。そこまでいかないとだめです。

破綻した方が解決しやすいのです。今のままでいって、やれるうちはやって、にっちもさっちもいかなくなったら新しいシステムができるのです。それでいいじゃないの。

それがいやな人はおのずと気づいてひとつひとつ生き方を変えたり、少しずつ社会に訴えていれば臨界点に達してきたときに、ある流れは起こります。

体は決して間違いをおこさない、治る反応を薬で止めない

……「薬をやめると病気が治る」というショッキングなタイトルの本も出されていますが……。

多くの薬は、病気を根本から治すものではありません。むしろ、病気を自分で治す力、すなわち免疫力を低下させ、病気を長引かせたり、新たな病気を呼び込んだりしているのです。

お医者さんも、患者さんも、そのことに早く気づいてほしいと思います。

たとえば、夜更かしという生き方の間違いがもとで、病気になることもあります。病気になると発熱、痛み、咳《せき》、下痢、発疹などのいろいろな苦痛が現れますが、それは体が病気を治そうとしているときに生じる「治癒反応」です。

これらの症状は、体が何か間違いを起こしたから出ているのではなくて、悪いもの、いやなものを体外に排出する治すための反応として必要だから出ているのです。それが「治癒反応」です。

ですが、病気になってお医者さんに行くと、風邪で熱が出たら解熱剤、頭痛には痛み止め、咳には咳止め、アトピーにはステロイドと、病院で薬をもらうことは半ば習慣化しています。

これだけ、医療事故や薬害に関するニュースが増えているにも関わらず、いざ、自分の病気を治すというときには、薬による健康被害のニュースは、それはある特定の薬に限られたことだと考え、自分が使用している薬はまったくと言っていいほど疑っていません。

……生き方の間違いがもとで、病気になることもあるということですが……。

無理している生き方、辛い生き方、悲しい生き方を長い間していると、体はストレスパターンに陥り、自律神経が交感神経緊張状態に偏《かたよ》ります。こうして交感神経が緊張すると、まず、血管が収縮して血流が悪くなり血行障害が生じます。

また、白血球の自律神経支配の法則から、交感神経が緊張すると白血球の中の顆粒球が増えます。

増加した顆粒球は、体内に侵入した細菌をどんどん処理して、感染症を防ぐ働きをする一方で、役目を終えた顆粒球は、血液の流れにのって最後に、消化管や皮膚の粘膜で一生を終えますが、このとき強力な酸化力を持つ活性酸素をまき散らし、粘膜組織を破壊します。

強いストレスや交感神経の緊張で過度に増えた顆粒球が、大量に粘膜で活性酸素を放出すると、急激な粘膜破壊が生じて粘膜が炎症を起こし、潰瘍《かいよう》がどんどん進みます。それが、がんなどの様々な病気を招く原因です。

反対に体が治ろうとするときは、このプロセスの逆をたどります。すわち、今度は副交感神経が優位になって、血管が拡張して血流を増やし、リンパ球が多くなって免疫力を高め、傷ついた組織を修復するわけです。

と同時に、このときに血管を開かせるプロスタグランジンというホルモンが動員されます。プロスタグランジンには、「血管を開く」「痛みを起こす」「発熱させる」という3つの働きがあります。私たちが不快と感じる痛みや熱、患部が赤く腫《は》れ上がるなどの症状は、プロスタグランジンの作用で血流が増え組織を修復する際に生じるもので、この苦しいプロセスを通り抜けた先に、治癒というゴールが待っているのです。

……体は治りたがっているのに、その反応を薬で止めてしまっては、治るものも治らなくなるということですね。

その通りです。辛いけど、止めてはいけません。症状がどうして起きているのかを考えずに、一刻も早く止めたい、消してしまいたいとお医者さんも患者さんも考える気持ちは分かるのですが、それは、症状をあくまでも悪いものだ、間違っているものだときめつけているからです。

もちろん苦痛であることは理解できますが、原因は他でもない自分の生き方にあるわけだし、体はせっかく治りたがっているわけだし、治癒反応なんだから甘んじて受けるという覚悟も必要です。

ただし、どうしても耐え難いというときは、痛みや熱を2割程度抑えるために、あくまでも一時的に薬を使うことは否定しません。

ただし薬を飲み続けると、治癒反応を抑えてしまうばかりか、薬の副作用で次々と病気を上乗せしてしまうことも知っておく必要があります。病気の上乗せです。治るはずが、余計な病気まで作ってしまうのです。

たとえば、腰痛に消炎鎮痛剤（痛み止め）を使うと、薬による血流障害で痛みがぶり返す、さらに消炎鎮痛剤を使うという繰り返しになります。すると、薬の多用で、交感神経緊張↓顆粒球増加↓組織破壊という流れと、副交感神経の抑制↓リンパ球減少↓免疫低下という2つの流れに陥ります。

その結果、頭痛、高血圧、糖尿病、不眠症、便秘など、新たな病気が次々と上乗せされていくわけです。

夜更かしをやめて、主食を穀物に、十分に体を動かす「健康的生き方のすすめ」

……繰り返しになりますが、人の生き方の限界を越えた無理な生き方をやめるための、一番の方法は夜更かしをやめることですね。

夜更かしをして、ぼやっとしていると、冷たいものを飲んで目を覚まそうとするとか、やたらに美味いものを食べたくなります。

冷たいもの、辛《から》いものをとるのは人間がバランスをとるためにできた味覚、あるいは行為です。

極端なことが今、世の中にたくさん起こっているでしょう。食べもの、飲みものでもそういうものは、けだるい低体温、低血糖から脱却するために、体を叱咤《しった》激励しているのです。かなり交感神経側へ極度の揺れ戻しを、意図的にやっていることです。

それは安定の世界ではなく、極限でバランスをとる世界です。本当は極限でバランスをとるのではなく、中庸でバランスをとらなければいけないのですが、今は夜更かしでけだるさ、けだるさから冷たいものや辛いもので脱却という極端でやっています。だから、音楽でも刺激的な音楽を好むようになります。あと、テレビでもやたらにうるさいですよね。民放番組とかうるさくってさ。夜更かしが日常化している人には、そのくらいでバランスをとるしかない世界です。座って美味しいご馳走《ちそう》を食べている人には、ちょうどいいバランスの刺激なんでしょうね。

夜更かししてけだるいという感じで早寝、早起き、あと自らの体を鍛える、精神を鍛えるという流れができなくなってきて、刺激を求めていろんな食生活、文化が進んでいるのではないでしょうか。

……あやまちに気づかない人は気づかないでもいいし、気づいた人は気づいてわが身を守らなければいけませんね。

例えば、やたらに短いスカートはいたり、やたらにへそを出すのは、生き方の限界を超えた若者が、けだるい生き方からわが身を守ろうとする極端な行動です。ファッションもそうです。もっと安定すれば落ち着いた長いスカートで優雅に洋服を着こなす流れにまた戻れるのです。今はだめなのです。けだるいから足をだしたり、へそをださなければけだるくってかったるくってだめなのです。

新潟でも短いスカートが女子高校生の間ではやっているけど、あれは必要なんでしょう。でも、人間の生き方として両極端でバランスをとっている危うい世界です。

理想は、夜更かしをやめて主食を穀物にする、という生き方です。そして十分に体を動かすと本来の人間に戻れる。便利だからといって車の使い過ぎも問題です。人間本来の生き方に戻れば、極端な服装、極端な趣味、嗜好《しこう》に偏《かたよ》らなくても安定できるので、本来の努力を続けられるようになります。マクロ（全体論的）の話をなかなか人は聞いてくれないでしょうが、夜更かしから切り出せばわかるのではないかということを発見して、今は、「夜更かしをやめよう」を提案しています。

夜更かしをやめることは、決意すれば誰にでもできることで、だるい世の中の刺激からも解放され、バランスのとれた生き方をとり戻せます。

（取材・文／高橋利直）

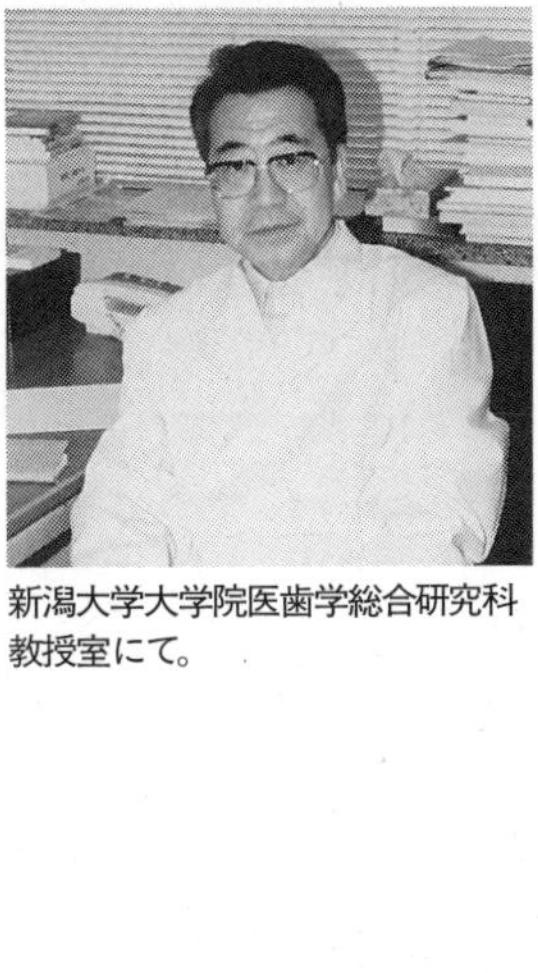

新潟大学大学院医歯学総合研究科教授室にて。

自分が病んでいなければ病気は自然に治る

病気になる人、ならない人

上野圭一
（翻訳家・鍼灸師）

西洋と東洋では大きく異なる
「身体観」「私意識」。
「私」というものを
皮膚の内側で認識するか、
皮膚の外側まで、さらに社会、
宇宙とのつながりで認識できるか……。
「自然の分身としての自分」を取り戻し、
「病んでいる自分」を克服することが
できれば、生命エネルギーが高まり
病気は自ずと治っていく……。

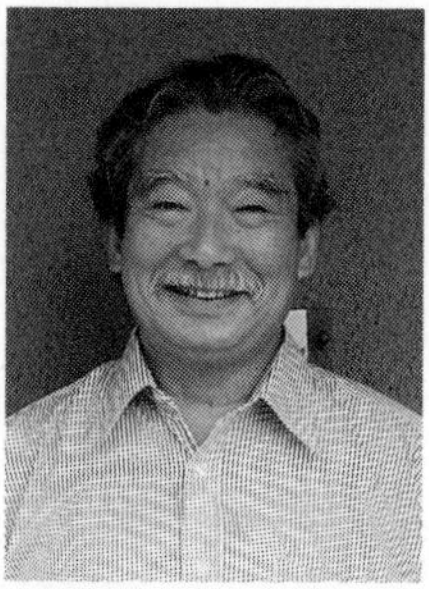

うえのけいいち
1941年兵庫県宝塚市生まれ。1964年早稲田大学英文学科卒業。フジテレビジョン入社、主として社会教養番組のディレクター。1971年同社退社後、渡米しカリフォルニア州バークレー市に滞在。現在、日本ホリスティック医学協会副会長。代替医療利用者ネットワーク副代表。消費者、市民、エコロジー等の幅広い視野で鋭い理論を展開。アンドルー・ワイル博士の訳者でも有名。訳書に『癒す心、治る力』（角川書店）、『ワイル博士のナチュラル・メディスン』（春秋社）、等多数。著書に『補完代替医療入門』（岩波書店）、『代替医療』（角川書店）等。

いのち全体を見ようとしない現代医療

「鍼灸で良くなった」という私の知人の体験

今回はまず、私の知人の体験を例に、鍼灸《しんきゅう》の話からいたします。

2、3週間前に朝から目の調子悪くて、視野が霞《かす》み、狭くなっていました。彼は現在、45歳で、数年前から年に1回くらいこのような病状があったそうです。目が調子悪くて、目の力が衰えているというイメージのときに、周辺がチカチカちらついて見える。なにか星が出ているような感じで、光がピカピカとちらついている。文字を読もうとすると、霞んで焦点が定まらない。そういう状態なので、ボーッとしているしかない。

目をつぶって静かにしていると、慣れてくる。すると、次に、いきなり頭の深部からの頭痛が発生する。普通なら、それは2、3時間で引くのだけれど、今回は半日たっても引かない。痛みが極限にきつつあったので、知り合いの鍼灸師に診てもらいました。ピンポイントでやるやり方で、鍼灸治療をやってもらったら、痛みが分散してとれた……というより、局部の痛みが分散して楽になったわけです。そういう体験談を聞きました。

このとき、彼は眼科にも行きました。眼科では、まず視力を測る、そして、目という部位を検査する、というのが一般的です。目に異常がない場合、別の部位を調べる。彼の場合は、脳を調べてみるということになりました。

脳チェックとは何をするかというと、MRI（磁気共鳴画像）で断層的に脳を見ていくんですね。それで、異常を探す。結局、治すのではなく、異常の除外診断をするだけなのです。

普通のお医者さんの場合、なぜそうなったかを聞かずに、ひたすら目を見て判断します。なぜ痛くなったかという原因に関しては、いっさい聞こうとしない。これが鍼灸の治療になると、どうしてそうなったのか、それに心当たりがあるのか、あるいは体質はどういう体質か、仕事は何をしているか、既往歴《きおう》はあるか、というように過去にさかのぼってライフスタイルをいろいろ聞くという、問診から始めます。

現代療法というのは、あまりに部位を治すことに偏《かたよ》りすぎている。彼の場合、目というパーツしか診《み》てもらっていないんですね。そして、異常があるか、ないかの二元論でしか考えていない。さらに、一方的な通達で、患者に選択の余地がないかたちになっているということも大きな問題です。患者不在で、医者が異常を治すだけ。目なら目という単体での問題を解《と》くだけで、応用問題を解こうとしない。ちょっとしたことでも、何千万円もの高度な医療器具を使って、それに頼って検査する。

鍼灸をはじめとする代替療法は本来、なぜそういう症状が起きたかという原因を探って、そこから対策を講じます。西洋医療のように、だめなものを取り替えて、そこだけ治すというのではなくて、よりよく過ごせる方法を考えるというのが代替医療の本質です。患者自身も、その背景について自分で考える必要があり、自立した患者にならなければならない。自覚と責任が必要になるのです。

「人体は精密機械」という身体観が現代医療の問題点

医療、治療法というのは、世界にたくさんありますが、依《よ》って立つ基本的ベースというのは「身体観」だと、私は思っています。人間の体を、どのようなものとして見ているかということの違いが、最終的には治療法の違いになってくるわけです。

代替療法にも、いろいろ種類はあります。ただ、おおむねは身体観において共通していると思います。簡単にいえば、現代医学的な身体観の立場をとらない、という意味で共通していると思います。

では、現代医学的な身体観というのはどういうものか。その最大の問題は、人間の全体を見るというまなざしが失われているということにあります。人間の持っているさまざまな要素、側面の中で、身体的な部分、物質的な部分にしか、最終的に着目しないというところまでに来てしまっています。

しかも人間の身体というのは、

分子でできている精密な機械だと理解しているんですね。だから病気というのは原因が何であれ、機械の一部に故障が起こっているわけだから、そこを修理しなければならないという考え方です。つまり修理がイコール治療なんですね。簡単にいえば、そういう治療観につながっているということです。

分子機械としての身体観から生まれた現代医療の治療法の最終的な姿として、人工臓器とか臓器移植とか遺伝子治療とかが出てきているんですね。それは、車とか精密機械が壊れたときに修理する方法と、基本的にはほとんど同じ発想なんです。

一方、鍼灸の身体観というのは、気という微細なエネルギーを基本においていますから、人間というのは気が流れる「場」であると理解している。その場合、魂的なもの、霊的なものも含めて、身体全体がある種の多様な種類の気が流れる場、一つの統合された場として考えている。その気が流れる道筋を「経絡《けいらく》」といいます。

経絡は皮膚の上を走っているようにもいわれますが、必ずしも皮膚の上だけを走っているわけではなくて、人体の内部に入ったり、時には人体の外に出て、皮膚の外側を流れていたりというふうに理解されています。つまり、皮膚は、その人個人とそれ以外のものとを区別する境界線に必ずしもなっていない点が特色なのです。ときには皮膚を越えて30センチとか80センチとか外側に出る。いわゆるオーラのようなものです。

そして気が順調に流れているかぎり、その人は自然のリズムにマッチしているわけですから、健康でいられるわけです。気が流れす

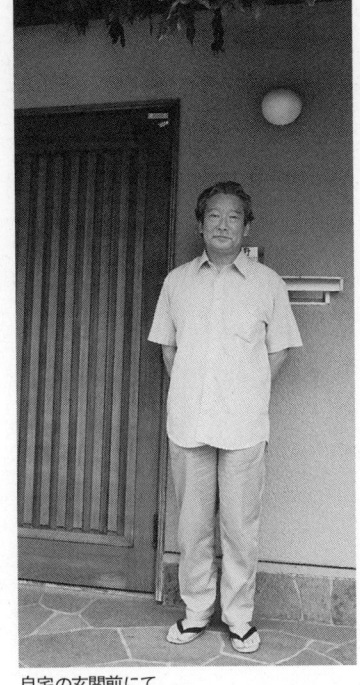

自宅の玄関前にて。

ぎたり、逆に滞《とどこお》っている場合には何らか異常がある。流れすぎている場合には少し抑えなければいけないし、滞っている場合には流れを回復しなければならない。そういうかたちで、治療を考えている。けっして修理ではないのです。

東洋と西洋で異なる「身体意識」「私意識」

例えば、ある2人がいて、はるか離れていればお互い気にならないものが、ある程度近づくと、その人の存在が気になって仕方がないという距離がありますね。それは、身体意識の範囲という問題で、身体意識とは自己意識とほとんど同じものです。「存在が気になって仕方がない」というのは、自己と感じていた境界を侵犯されている感覚ということですね。

要するに、身体意識とは「私意識」といってもいいと思うのですが、「私」の範囲とは普通、自分を中心に数メートルでしょう。

つまり、体の中に「私」が閉じこめられていると感じるときの方がかえって特異な状態で、普段はなんとなく周りのこれくらいは私のものと感じているはずなんですよ。ものすごくハイになっているときなど、それがバーッと広がったりします。だから、身体を拡縮自在なものとして捉《とら》えていて、そういう拡縮するものが「気」なんですね。精神でもあるし、身体でもあるし、スピリットでもある。まだ未分化な状態ですね。

欧米人の身体感覚というのは、あくまでも自我が皮膚の内側に閉じこめられていて、外側は環境である、というものです。日本人は、その人にタッチしなくとも、その人の範囲を横切るときには、一応「失礼します」と手刀を切るような合図をします。

それは、お互いにそのような身体感覚のもとに生きているという自覚が、無意識のうちに働いているからだと思います。西洋人が日

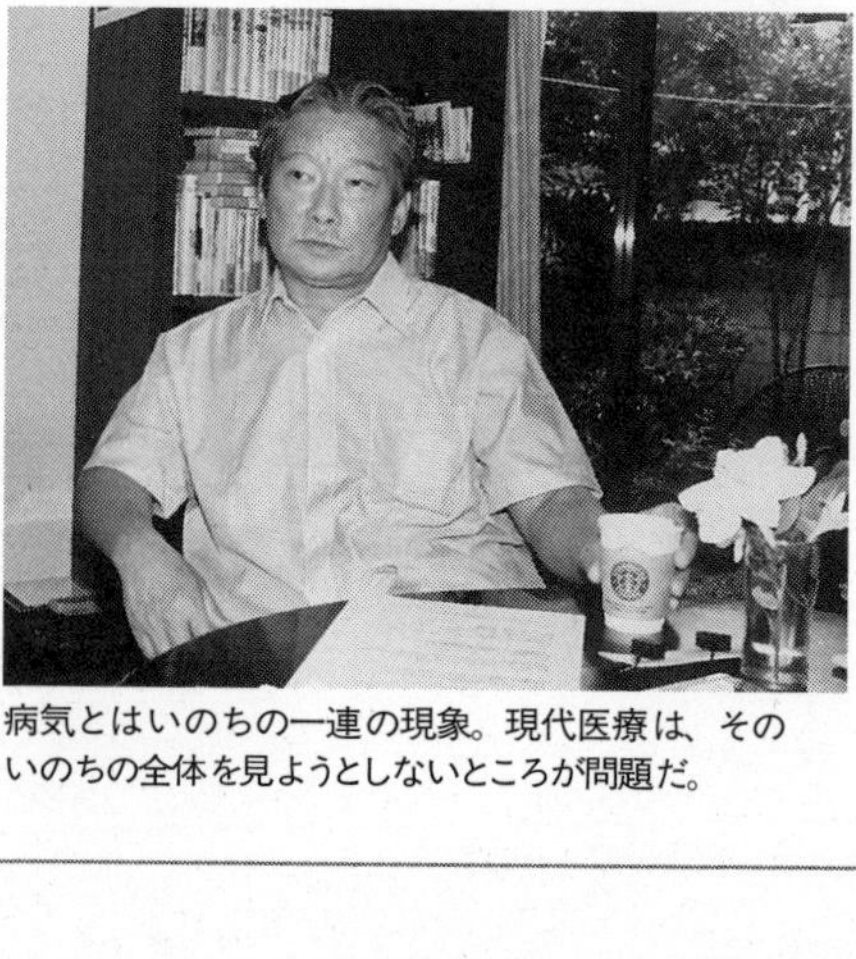

病気とはいのちの一連の現象。現代医療は、そのいのちの全体を見ようとしないところが問題だ。

本人の手刀の合図をみても、さっぱり意味が分からず滑稽《こっけい》に映るのは、身体感覚、私意識の違いからくるものです。

欧米社会では、いかに微細《びさい》なものでもふれあった瞬間に「エクスキューズ・ミー」と言いますよね。逆に言うと、日本人よりも物質的なものの接触に対しては非常に敏感です。西欧では、「自己」は皮膚の内側にあり、病気とはあくまでも皮膚の内側で起こっている何らかのやっかいな出来事という認識が働いているんですね。医者も患者も。

日本人も、だんだんそうなりつつあります。それは当然です。医者が西洋医学で患者に伝えますから、患者も病気というのは、皮膚のなかで起こっている何らかやっかいなものと捉えるわけです。本来の東洋的な文化からすれば、必ずしもそういうふうにはなってはいなかったはずなのですが……。

病気とは、それ以前からの一連の現象

身体観や身体感覚において、東洋と西洋になぜそのような違いが生まれたのかといえば、まず宗教の問題があるでしょう。「魂の救済は医者じゃなくて聖職者がやっている」という考え方ですね。機能が分担されているということです。あるいは地域社会がサポートする。全体が機能分担されているんです。専門職が置かれていたり、家族とか地域社会がサポートしている。そういうコミュニティ意識に支えられているのです。それが西洋社会の姿ですね。

それに対して、東洋の場合、そのコミュニティが今日、かなり崩れてきている。だから、十分にはなじめないかもしれないけれど、しっかりしているように見えるもの、つまり西洋医学などにすがっていくということが起こってきたわけです。

「病気というのは、個人の皮膚の内側で起きているやっかいな出来事」、たしかに病気というプロセスの最終段階ではそう感じられるでしょう。しかし、病気というのは生命現象のひとつに過ぎません。あらゆる現象がそうであるように、プロセスがあるわけです。ちょっとした温度差でつむじ風が起こる、そして、それが熱帯低気圧に発達していくものなのか、あるいはさ

らに台風に発達していくかは、相対的なものです。

　それと同じように、ちょっとした異変や変化、自然との関係や人間関係、社会との関係、皮膚の外側と内側の関係のちょっとした異変が、最終的に葛藤《かっとう》を通じて、最終ステージで体の中に異変が起こっていると感じられるような現象を起こす。

　そのときはじめて病気と認識されるわけです。病気をいのちの一連の現象として考えるとき、病気はその前から積み重なっているということです。

　西洋医学は、残念ながら、その最終ステージだけを診《み》る立場で、走りにくくなった車だけが修理工場に入ってくる、そういう仕組みになっている。仕組みがそうなっているから、医者個人を責めるわけにもいかないんですね。

身体観の転換なくして西洋医療の変革はない

　そのような現状のうえで、それではどうするか？　クライアント（患者・医療サービスの利用者）も医療提供者もともに成長していく、互いに批判しつつ、手を携《たずさ》えて成長していく必要があります。

　しかし現状は、病気とは何か、健康とは何か、という基本的な問題に対する深い考えを起こしていく場がない、教育する場もない、伝達する方法もない。結局、現実を引っ張っている近代医学のシステム化されたものの力に引きずられていくしかない。

　東洋医学との連携を模索しようとしているのは、実は近代医学の最先端の分野です。近代医学でいろいろ試行錯誤した末に、反省、自己批判もあって、東洋医療を取り入れようということを言いだしているわけです。それはそれで結構なのですが、それは東洋医療をずっと続けてきた私から見ると、明らかに二つのスタンスがある。

　それはどういう立場かというと、一つは近代医学の延長としての東洋医療は、近代医学の機械論的な、分子機械としての身体という見方はそのままにして、治療手段として、近代医療に代替医療の様々な手段をプラスしていくというやり方です。もっといえば、東洋医療の看板を掲げた方が、より多くのユーザーを見つけられるだろうという動機で、東洋医療学会に入ってくる。こちらの方が数が多いかもしれないし、実際、お金も動いています。

もう一つの立場は、身体観という深いところまでを考え直して、われわれの考えてきた身体観は間違っていたのではないかというお医者さんたち。この『自然治癒力を高める』シリーズに毎回登場されている帯津先生がそうです。がん治療で頑張ってきた帯津先生は限界を感じ、身体観が変わったんですね。身体観そのものが転換して、医療思想が転換したお医者さんたちが他にも現れてきています。

日本の場合、後者はまだ少ないのですが、ただ、新しい身体観を取り戻したお医者さんがいずれ数多く出てくれば、その人たちと僕らは手を携えていったらいいと思っています。

気が流れる〝場〟としての身体

そういうふうに考えたとき、その先の「気」の問題につながります。たしかに、何千年も気と言われてきたものの実体は、まだ分かっていません。けれども、訓練された気功師が「気」を被験者に送った場合、その被験者の体や精神にどんな変化が起こるかということは、ある程度、分かっています。

情報なのか、エネルギーなのかは分かりませんが、何らかのものが伝わって、気功師と被験者の間にある種の共鳴現象というか、微細な物理学的変化が起こっていると考えても不自然ではない、というところまでは来ているのです。

西洋医学にたずさわる人たちも、「気が流れる場としての身体」という身体観に切り替えて、はじめて、そういう実験をお金をかけてやるということも可能になってくるんですね。「そうは思わない」「そんなものは迷信だよ」とあいかわらず言っている人は、そういう実験をすることすら思わないわけですから。

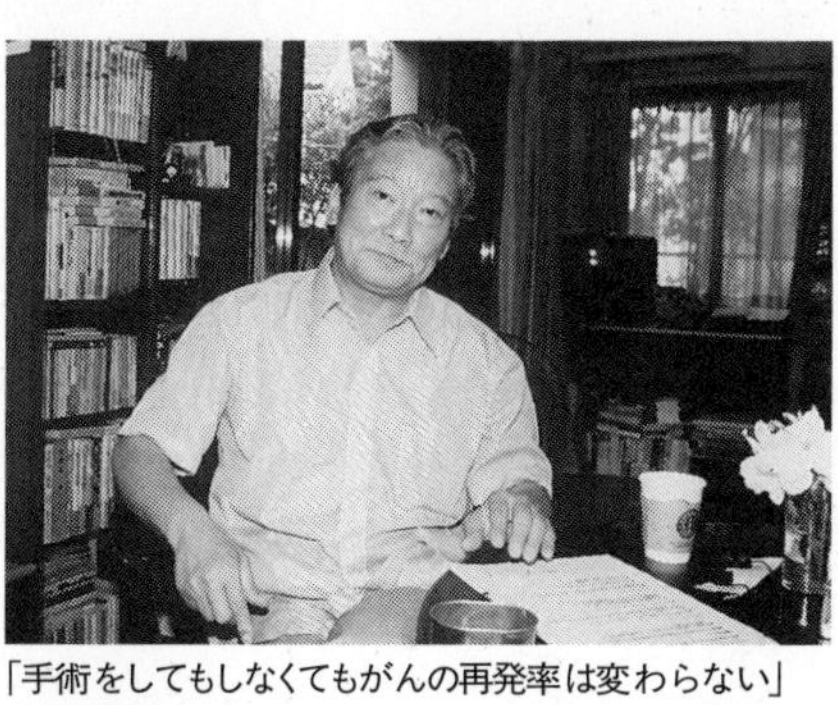

「手術をしてもしなくてもがんの再発率は変わらない」という帯津先生の体験からも、今後ますます代替医療が注目されていく。

自分が治れば、病気は自然に治るもの 二重構造にある病気のしくみ

ふたりの野口先生の含蓄のある言葉

話は変わりますが、たとえば、ある人に突然、症状が現れて、救急病院に運ばれたとしましょう。どの病院に運ばれるか、その病院のどの医師にあたるかによって、命が決まるという不幸な選択になっているというのが、今の医療の現状ですよね。

「こうしたくはない」「こうなりたくはない」と誰もが望んでいるわけですが、それでは、そのために常日頃、健康に関する意識や知識を備える努力をしているか、実践をしているかについては、もちろん個々人に委《ゆだ》ねられた部分です。

しかし、同じ環境にあっても、病気になる人と、ならない人がいる。生命エネルギーが強い人と、弱い人がいる。免疫力が高い人と、低い人がいる。そのことを、どう考えるか？　そのものに対する解はないかもしれませんが、そのことについて考え抜いた人は過去にたくさんいると思います。日本でいえば、たとえば、野口晴哉（はるちか・野口整体創始者、1911年～1976年）さん。野口先生はたくさん言葉を残しています。

私は若い頃から、自分の経験に即して考えて、彼の言葉の中に、これはどういう意味だろうと考えさせられてきた、気がかりな言葉があります。彼の言葉どおりには言えないのですが、つまりこういうことです。

「病気は本来、治るものである。病気が治らないのは、自分が病んでいるからだ。自分が病んでいなければ、病気は自《みずか》ら去っていくものである」

自分が病んでいる病み方と、病気の病み方とはどう違うのか、と

いう問題を私は長い間、疑問として持ち続けてきました。病気とは自分が病んでいることなのか？自分が病んでいるという病気、それから自分が病んでいるがゆえに治りにくいもう一つの病気という、二重の構造にあるのではないか、と。

野口先生の言葉は非常に含蓄《がんちく》があり、私は自分自身が病気になったり、怪我をしてなかなか治らないときなど、その言葉をよく思い出します。自分が治れば、病気は勝手に治るのに、自分が治らないから病気は治らないんだ、と。結局、病気が治るか治らないか以前に、自分が病んでいれば、その自分を治すのが先なのだということを先生は言っていると、私は理解しています。

自然の分身としての自分を生きる

自分とは何なのか。これについて、もう一人の野口先生、野口三千三さん（みちぞう・野口体操創始者、東京芸大名誉教授、1914年~1998年）は、「自分とは自然の分身だ」と言っています。語呂合わせでもありますが、確かにその通りだと思いますね。

「自然の分身としての私」という自覚、日本人の伝統的な自分観、私観というものがそこにあると思います。自然の分身としての自分という意識がだんだん壊れてきて、自然と自分が分離していくということが、今も起こっていると思います。主体と客体というかたちで、自己意識の中で自分と自然が分裂していく。それがそもそも、自分の病気の始まりだというふうに、野口晴哉さんは言っていたのではないかと考えています。

いま使っている「自然」という言葉は幕末期に翻訳語として充てられたものです。「ネイチャー」という西洋の言葉を「自然」と訳したわけですが、これは無理矢理に翻訳語にした事例の一つといえます。従って、明治以降の日本人は、「自然」と「ネイチャー」はイコールだと思いこまされている。「自然」という言葉は、自然薯《じねんじょ》など古くから使われていますが、それは名詞ではなく、副詞、形容詞としての機能が本来であって、それが転じて、自ずからある山川草木みたいな名詞的意味も後になって加えられた。つまり本来は、物事のありさまを表している言葉です。そのありさまとは、自ずからそうなる、しかるべくしてそうなる、ということですね。

一方、「ネイチャー」は、ギリシャの昔から名詞であって、静止した状態、つまり人間の主体に対して客体としての自然をいいます。だから、人間と対置するすべてのもの、全体を表現する。西欧においては、超自然（スーパーナチュラル）という言葉がありますが、スーパーナチュラルと自然が対立するというのも、また西欧の特色なんです。それは、自然と神が対立している、人間も対立している、ということで、そういう関係の中でのナチュラルなのです。

だから、「自然」と「ネイチャー」は大きな違いがあるのです。

われわれの概念には超自然という言葉が伝統的にない。あくまでも、人間も神もすべてが自然という言葉に含まれるのです。そういう大きな自然観（ファジーな自然観《あいまい》）というふうに私は使っているのですが）、自然の分身としての自分があるという認識がだんだん薄れてきて、一見西欧的な、客観的存在としての自然観を持つ人が増え、自己と自然が分裂してきています。

病のプロセスもすべて自然のプロセス

もちろん、そうせざるを得ない理由はあります。近代科学が発達してきて、私たちもその恩恵を受けているわけですから。しかし逆に、自然から離れてしまったという感覚が残ってしまったがために、それがある種の病、自分が病んでいるということの根底にあると私は思うのです。

自然の分身としての自分というものを取り戻すことができれば、病のプロセスも全部、自然のプロセスになって、自分が今どこにいるのか、かなり自覚的になれる。ちょっとした物事の変化にも敏感になれるのではないかと思います。

そうなったとき、自分の病んでいた病が少しよくなってきたとすれば、もう一つの病、自分の上にかぶさってきた病というものをより治りやすくする場をつくることになる、というのが私の解釈です。ちょっと抽象的で分かりにくいでしょうか。

沖縄などのお年寄りは、今でもそういう身体観をしっかり持っていると思うのです。近代医学に接するチャンスが少ない人、そういう世代ほど、伝統的な身体観を持ち続けているわけですね。

細胞から宇宙まで健康を全体でとらえる

命というものを、どのレベルで捉えるかも問題になります。細胞レベルで捉《とら》えるか、臓器レベルで捉えるか、体で捉えるか、周りの空間で捉えるか、家族という単位で捉えるか、社会的に捉えるか、国レベルで捉えるか、地球的規模で捉えるか、宇宙全体で捉えるか……。

「アイデンティフィケーション」（自己同一化）、「アイデンティファイ」というのは「同一化する」という意味の動詞ですから、自分というものを大脳と同一化している人もいれば、皮膚の内側と同一化している人もいれば、もうちょっと広く、社会や国家、思想・信条、さらには宇宙全体と同一化している人もいるでしょう。

また翻訳の話になりますけど、そもそも「ヘルス」に「健康」という言葉を充てたのは適切だったかどうかという問題があります。ヘルスという言葉は、もともとギリシャ語で「全体」という意味です。たんに体の中の状態だけをいっているわけでは、けっしてないのです。だから、「健康」の中に、古代ギリシャでは全体という意味が最初から入っているわけです。

しかし日本では、実に巧妙な使われ方がなされてきました。「ヘルス」という一つの言葉が、ときには「健康」、そしてあるときは「衛生」「保健」と、為政者や行政は実にうまく使い分けてきました。これを全部「健康」という言葉で統一していれば、日本人のイメージはずいぶん変わっていたと思います。衛生研究所じゃなく、「健康研究所」となる。だから、健康というコンセプトが、もし正しく認識されていれば、日本人の健康はずいぶん違っていただろうと、翻訳家としては思うのですが……。

平易に説明してこそ開かれた医療

そのように、西洋というまったく異質な文明と接近し、それと融合してしまうことで、非常におかしなことが起こってくるわけです。医学もそうです。西洋医学から翻訳された学術用語というのは、私のような翻訳家から見て、なんともいえない不可解なものです。

もともと西洋でも、医学というものは神秘化され、閉じられた業界でした。「われわれは高度な専門職で、君たちには理解できない難しいことをやっているのだぞ」と。そう言わないと成り立たないという思いこみですね。そうではなくて、開かれた医療、子どもにも分かるような言葉で説明するということができたとき、はじめて、医学、医療というものは市民のものになるのだと思っています。

今日の日本の医療現場を考えたとき、難しい言葉を使えば使うほど、偉いという世界になっていますね、いまだに。翻訳家から見たら、それは難しい言葉でも何でもなくて、下手な翻訳にすぎないのです。ラテン語から出た西洋の医学用語は、語源が分かっているわけですから、それほど難しい用語ではないんです。

一番典型的な訳語は「神経」です。「ナルボ」という元の言葉は、「管」という意味です。「管」、「道筋」だけでは物足りないから、「もっと神秘的に」ということで、中国医学の「神《しん》」という言葉を持ってきた。西洋文明から見ると、なんでここに「神」が入っているのか分からない。ある種の神秘化がここでも働いているんですね。

無理矢理に翻訳しないで、適切な言葉が、それこそ自然に生まれてくるまで、カタカナ語にしておけばいいと思うことがたくさんあります。日本近代の翻訳事情については、たくさんの問題点があって、みなさんも興味深いことがあるかと思いますが、回を改めてお話しすることにしましょう。

個人の自然治癒力 社会の自然治癒力

さて、個人の治癒力ということとともに、社会の治癒力についても考えてみましょう。社会というのも自然と似ています。自分が主体で、社会が客体と考えてしまう。どうしても自分の中で、自己と社会を切り離してしまいがちですね。しかし、私たちは社会の中にとけこんでいるわけですから、むしろ自分が変わることによって、社会が変化すると考える方が自然な方向性ではないでしょうか。

個々人の自然治癒力の低下は、社会の治癒力低下の反映なのか、あるいは、その逆か、私はどちらともいえないと思います。ただ、双方の自然治癒力の低下は明らかです。土壌や大気をみても、そうですね。回復しにくい状況が、ますます増えているとしか思えません。

そのときに「外科手術」や「抗がん剤治療」のような対症療法ではなくて、社会の自然治癒力を高めて、より良く変えていくために、どんな代替療法があるだろうか、と考えたとき、やはり、すぐに効く「特効薬」というものはないのだろうと、私は思っています。

それでは、どうしたらいいのか。冒頭で紹介した知人が受けた鍼灸治療のセオリー通りに時間を遡《さかのぼ》って、その問題はどういうプロセスで生まれたのか、丹念《たんねん》に原因を探り出すという方法があるでしょう。

歴史の中で負った傷は一つひとつ癒すことが大事

たとえば、靖国問題。小泉首相は、国内外のさまざまな反対の声に耳を傾けようとしないで、公式参拝の強行を続けようとしていますね。靖国神社というもの自体、当時の日本人の総意を代表していたとは、私にはとうてい思えない。

当時の日本人がいかに苦しんでいたか、アジアの人びとが日本によってどれだけ苦しめられたか、を思い起こすことができれば、靖国問題の本質が自《おの》ずと見えてくるでしょう。一国だけではなく、日本とつながったアジアとの関係でとらえるということです。

歴史の中で負ってきた傷を一つひとつ癒していくことが必要なのです。癒すということは、事実をよく知って、それに対して自分や他者の魂が救われるような行動を一つひとつとっていくということです。その先にしか、社会の傷を癒すという道はないでしょう。

事実をねじまげたり、ごまかしたり、違う論理を組み立てたとしても、いずれ足下から崩れ去ることになります。そんなことの繰り返しはもう終わりにして、素直に歴史の事実を見て反省すべきところは反省し、お互いに頭を下げるところは頭を下げ、大きな区切りをつけていく必要がありますね。

そういった様々な社会的な問題は明らかに社会の病巣であるわけですが、荒療治《あらりょうじ》や外科手術で取り除くのか、それとも自然退縮が起こるような知恵を働かせるのか。

私は後者が、より望ましいと思いますね。荒療治をして切り捨てたところで、また同じことが起こる、歴史は繰り返すわけですから。

がん細胞の自然退縮が起こるケースは少ないけれど、北海道大学の小田博さんの研究にはっきり出ているように、確実に起こりうる潜在力をわれわれは持っているわけですね。いわゆる末期といわれているものですら退縮するというすさまじい力を持っている。だとすれば、それを探るべきだし、そういった力を生み出していくことを、どうやって用意するのかということが、われわれに与えられた最大の課題です。

これは、個人の体の自然治癒力についても、社会の治癒力についても、同様にいえるでしょう。

鍼灸師が受けたふたつの大きな傷

歴史の話をもう一つ。鍼灸師という仕事を持っている人たちは、近代以降、少なくとも二回、大きな傷を負いました。

一つは明治維新。伝統医学というものがことごとく否定され、西洋から持ってきた西洋医学を、国が唯一の医学として定めた。医学にかぎらず、太陰暦から太陽暦に変更されて、自然観の強制的変化が起きました。とくに自然界の中で働く人びとにとっては、不便なだけでなく、自然と自分との関係が決定的に断ち切られるという残酷な現象を生み出しました。明治維新のときに傷ついた人びとが、いまだに立ち直れていないという問題があります。

もう一つはマッカーサーが来たとき。1945年の日本の敗戦で、日本を統治した占領軍は鍼灸などの伝統医療を「野蛮」だとして禁止しました。そのときに負った傷もまだ癒えてないのです。

たしかに今は、東洋医療や鍼灸治療への注目度は高まっています。それでも、私たちの先輩が受けた傷、そして今でも癒されずに私たちが抱えている傷は、これから時間をかけて癒していくほかないでしょう。それは、代替療法が復活するのと同じ過程なのです。結局は、「自然の分身としての私」を取り戻していくというところに収《しゅう》斂《れん》されていくのだろうと、私は思っています。

(取材/高橋利直・文/大島正裕)

エッセイ

いのちの尊さと自然の大切さを私たちに教えてくれる、
インディオからの癒しとチベットの伝統医療。
創刊号より連載の2つのエッセイ、
その最終回を、読者の皆様にお届けします。

南 研子 Kenko Minami
(熱帯森林保護団体代表)
p.122

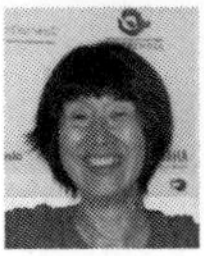

アマゾン、インディオからの癒し　連載最終回
この星で生きるための法則
女子美術大学卒業。1989年イギリスの歌手スティングがアマゾンを守ろうというキャンペーンを行い日本を訪問。その際、同行したのが縁で「熱帯森林保護団体」を設立。2005年長年のインディオ支援活動に対し新潟県長岡市より「第9回米百俵賞」を受賞。

小川 康 Yasushi Ogawa
(チベット医学暦法大学生・薬剤師)
p.138

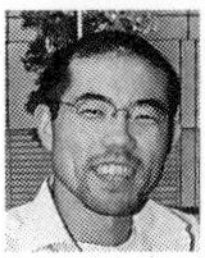

チベット医学童話　連載最終回
「タナトゥク」ーインド・ダラムサラよりー
1970年富山県生まれ。東北大学薬学部卒。薬草会社、薬局などに勤務後、2001年5月インド・ダラムサラのメンツィーカン(チベット医学暦法大学)にチベット人以外の外国人として初めて合格。チベット医学暦法大学生。元長野県自然観察インストラクター。

連載
最終回

この星で生きるための法則

南　研子
（熱帯森林保護団体代表）

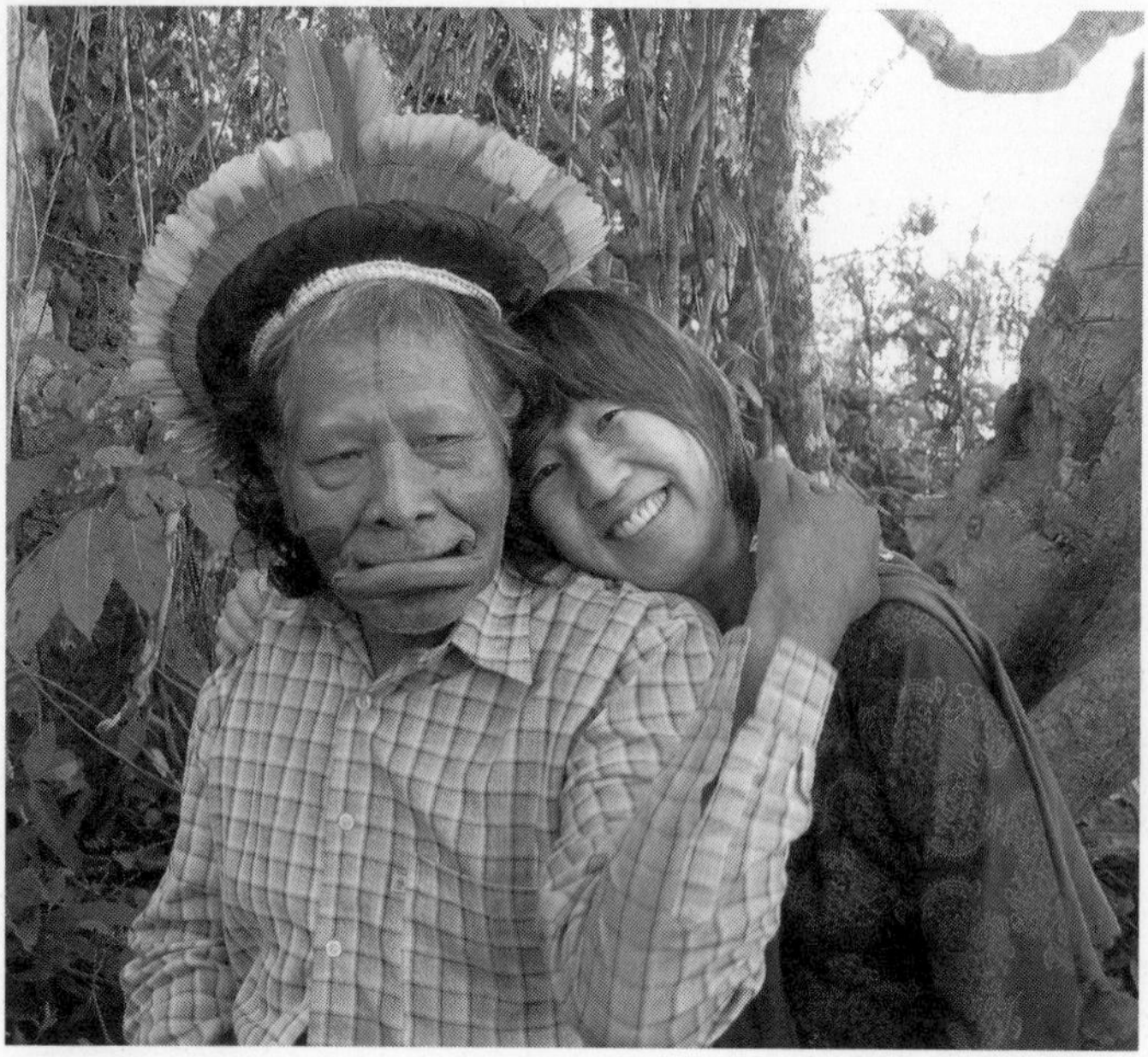
カヤポ族の長老ラオーニと南研子さん。

「米百俵賞」授賞式のため、インディオの村から約1か月早めて帰国をした南研子さん。アマゾンの森は更に開発が進み、大豆畑と牧場が延々と続く。ちっぽけなインディオ支援のむなしさと寂しさ。人類はこの星で未来を生きて行けるのか。最終回は、本誌とのインタビューとなりました。

アマゾン、インディオからの癒し

みなみけんこ
女子美術大学卒業。1989年イギリスの歌手スティングがアマゾンを守ろうというワールド・キャンペーン・ツアーを行い、日本を訪問した。その際、同行したのが縁で、同年5月「熱帯森林保護団体」を設立、活動を開始。ブラジルでの1992年世界先住民族会議を機会にその後、2005年6月まで20回に渡りアマゾンのジャングルで先住民と共に、毎年3カ月間以上暮らし支援活動を展開。2005年6月長年のインディオ支援活動に対し、新潟県長岡市より「第9回米百俵賞」を受賞。現在、熱帯森林保護団体代表。
著書は『アマゾン、インディオからの伝言』（ほんの木）。現在、単行本第2作めを執筆中。

未消化、落ち込み　5キロ痩せた20回目のアマゾン

――今回は例年より1ヶ月以上早いアマゾンからの戻りですね。でも珍しくエネルギーがダウンしているとか？

南　そうなんです。インディオの支援を始めてから、アマゾンに入るのは今年で20回目になりますが、いつも現地に3か月いるところを、今回は2か月にしたので未消化な部分が残りました。体の調子もよくなかったり、いろんなことが重りましたね。

あとは、今回も去年と同様、陸路で行ったので、サンパウロからブラジリアまで26時間、そこからさらにマイクロバスで1500キロ走るのですが、その道中、何時間走っても、牧場と大豆畑と、これから焼き払われるのを待っている森が続くのです。

結局、去年から何も改善されてないばかりか、伐採の範囲は広がっている。セスナで上空から見るインパクトも強いのですが、陸路で行くとそれが全部見えるのです。あまりにも悲惨な現状を見て、一体自分はずっと何をしているんだろうなあ、と疑問を感じざるを得ませんでした。

その衝撃がやはり強かったんでしょうね。たかだか一人の人間が20年間近くやっても、何が変わるのかな、と今回はネガティブな気持ちが出てしまいました。それもよく冷静に考えてみると、他でもない自分たちが加担してしまっているという事実があります。

私は豆腐も食べるし納豆も食べますが、日本の大豆の国内生産量は確か5％くらいで、20％以上はブラジルからの輸入です。その他に、アメリカからくるものもありますが、原産国はブラジルである可能性もある。そう考えると、いくらブラジル政府が正式に承認したインディオ保護区だけ守っていても、そのすぐそばまで開発が来ているという現実とどこかで向き合わないと、解決しないのではないかと思うのです。そうすると経済や政治に、いやでもコミットしなければならない。となると、これはちょっと腹くくってやらなくちゃいけない。

私たちごときの小さな組織がやるべきことではないのではないか、とか、そういう疑問や焦《あせ》りや落ち込みもあって、やめることはないにしても、しばし休もうかな、と思ったぐらいでした。

——今回はかなり痩せて戻って来られましたが…。

南　5キロ痩せました。1500キロの往復3000キロに加え、今回は全部で3つの集落へ行ったので、移動だけでも疲れますし、最後に行ったクレモロという村は、円い集落の直径がだいたい500mくらいあります。だから例えば水浴びをする川に行くために、集落をつっきらないといけない、食事を作るたびに炊事場のある所へ、とにかく何か物を取りに行くにしても500m歩かなければならない。行って戻って1キロを一日に何回も歩くし、周りはジャングルだけど集落は木も草も何もないから炎天下で照り返しは強いし、それだけでも痩《や》せました。

——南さんは、1989年に熱帯森林保護団体（RFJ）をスタートされて、82年ブラジルサミットの時に初めてインディオの集落に入られ、それ以来20回アマゾンに行かれていますね。小社で、著書『アマゾン、インディオからの伝言』を出版された2000年までの8年間と、その後2005年までの5年間とで、現地の状況はどのように変わってきましたか。

南　2000年から2005年の間というのは、先住民の人たちの生活の中へ、文明が加速度的に早く入るようになりました。カヤポ族の人たちも2000年くらいまではコーヒーなんて飲んでいませんでしたが、今は飲みたがります。食文化も、畑の作物や狩猟採集など、本来彼らがしてきた自給自足の生活をしつつも、文明社会から入ってくるものに対しての期待が出てきています。

例えばブラジルの厚生省が、インディオの健康を守るプロジェクトとして月に何回かセスナで医療チームを訪問させています。そうすると、セスナで小さな街から看護婦さんたちが来る時に、1ヶ月くらい滞在するから自分たちのコーヒーや文明社会の食糧や生活道具を持ってくる。また、村の方のスポークスマン的な人も村から街に行っているので、この5年間で文明との接触度がひんぱんになった感じもしますね。これはもう避けられない事実です。

——逆に、安心した、ホッとした話はありましたか？

南　今回、私たちのプロジェクトで建てた学校でインディオの教師をしている若者たちにインタビューをし

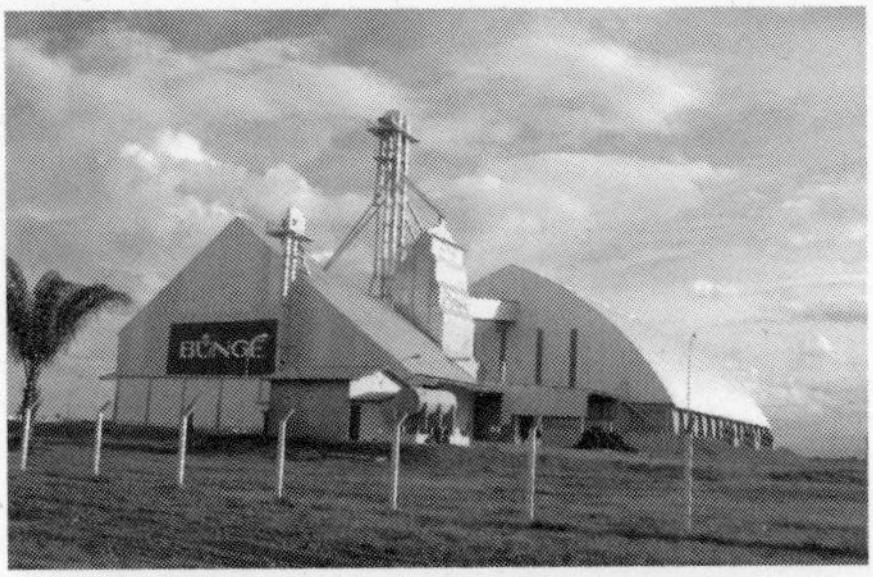

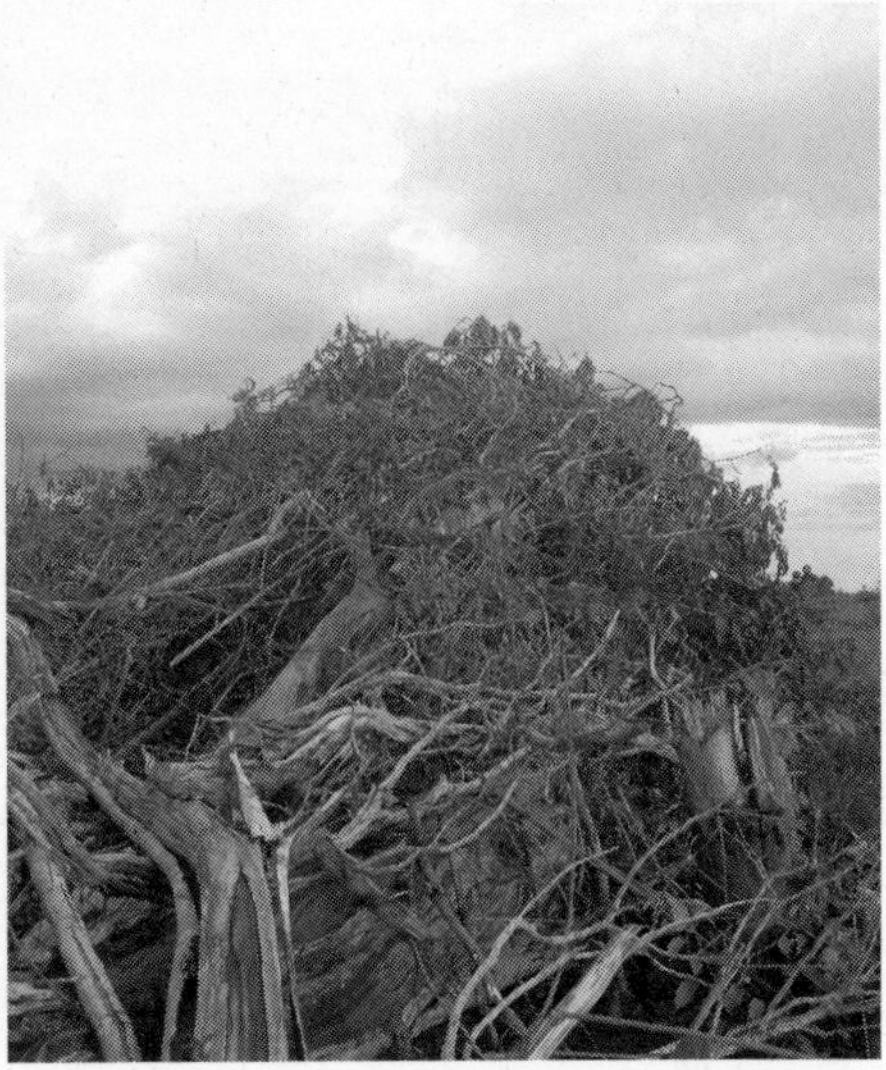

巨大な大豆貯蔵庫。
大豆畑にするために壊されたジャングル。
（マト・グロッソ州）

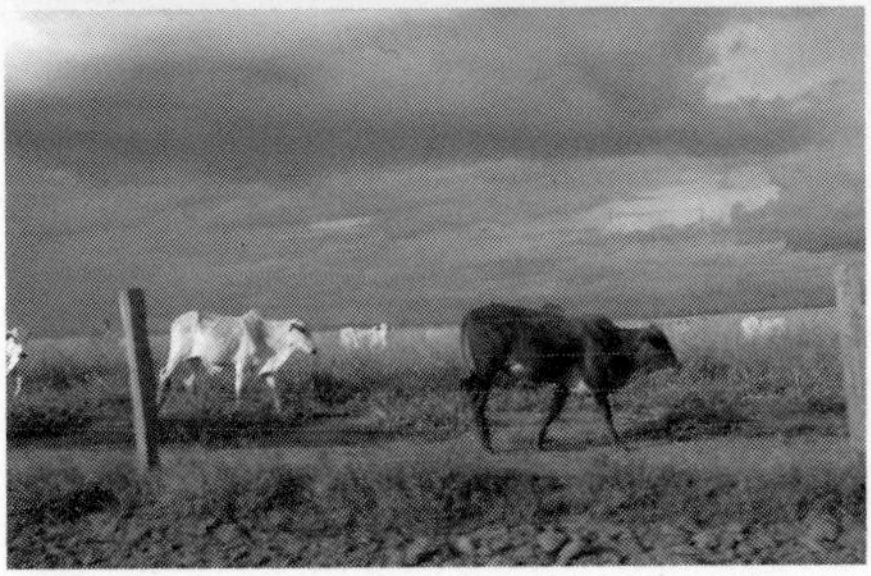

牧場。（マト・グロッソ州）

たのですが、中にはブラジルの大学に行きたいという子もいました。私はそれを聞いて、一回都市に出てしまうと、もう村には戻らないのではないか、便利で豊かな生活を得てしまうとそっちのほうが快適になってしまい、電気もガスも水道もない村に戻りたくなくなるのではないか、と質問したのですが、彼らが「僕たちは集落から選ばれたということにプライドを持っているから、街に行ったとしてもゆるがない意志がある。必ず戻ってくる」と答えたのです。まだ25～26歳ですが、もう結婚していますから、単身でいったとしても家族がここにいるから戻ってくる、ということでした。彼らが確固とした目的意識を持っていたので安心しましたね。結局は個人、人だな、と思いました。

それと同時に今回よかったなと思ったのは、ブラジルのインディオ保護区のあるマトグロッソ州が、私たちが建てた学校をインディオの学校として初めて公に認めたことです。つまり国が認めたということですね。今までインディオの学校なんていうのはなかったし、集落の中につくっても公的に認められることはなかった。ＲＦＪが勝手にお金を出して先生や専門家を招いているんだろう、というくらいだったのです。それが私の協力者でありブラジルRFJのパウロが、インディオと一緒に働きかけてくれたことで認められることになったのです。

公の学校として州に認められると、先生のお給料がでるようになります。開校式には日本大使館の公使の方も来て下さいましたが、援助される側がもらってしまい、という形の活動が多い中で、とてもすばらしい草の根の成功例だ、と喜んでくれました。

私は基本的に、企業と行政とNGOは反目するのではなくて、どこか情報交換して助け合わない限り海外支援はうまくいかないと思っています。今回のマトグロッソ州のように、本来インディオなんていないほうがいいなんて思っている人たちが、これは時代の流れとして公的なものとして認めて先生たちの給料を出そう、と判断したのは画期的なことです。

——日本大使館ならば、外務省のお金、草の根支援ですか？　そのお金はどんな経路で行くのですか？

南　日本の外務省が出します。ただ、私ははっきりいうと外務省を警戒していました。というのは、かつて熱帯林保護プロジェクトで支援をお願いしようと行った時に、植林事業にはお金を出すが、今あるものを守るため、つまり熱帯雨林を守るためにはお金は出さない、と言われて苦労した経験があったからです。「では、外務省はアマゾンの熱帯雨林が全部砂漠になったら木を植えるのを助けてくれるのですか」と聞いたら、「そうだ」と言われました。そんなバカな話はないと。かれこれもう7～8年前のことですが、それでケンカしてしまって以来、外務省からお金もらうのは避けてきたのです。

そうしたら4年前くらいに、ブラジルRFJのパウロのところにブラジリアの日本大使から直接連絡があったのです。ブラジルでも外務省の草の根支援が始まり、RFJ日本の本部はずい分長く支援活動をやっているようだから、と応募を勧められました。大使の方もとてもよく相談に乗って下さって。そのプロジェクトとして、この学校が今年の3月に完成したのです。

——92年にアマゾンに初めて入られて2000年までの間は、鉄鉱石、ボーキサイト、アルミニウム、金とか、そういう地下資源の乱開発、それから牧場の拡大が伐採の原因でしたが？

南 今も牧場がまた増えています。広島新聞にいい記事が出ていましたが、94年が過去最悪の熱帯雨林消失とありましたが、去年はそれに次ぐ規模が失われたと。約2万6千平方キロメートルが失われました。それはなぜかというと、アメリカ産肉の輸入を中止し、アメリカの牛のBSE問題でEU諸国がアメリカ産肉の輸入を中止し、ブラジルの牛肉に目をつけて、ブラジルの牛肉を輸入するようになった。そうするといろんな問題が見えてくるのですが、牛肉の自由化についてアメリカが日本にこれほど圧力をかけているのは、EUに行くはずの牛肉が余っているからなのです。人の命よりも、経済、政治のことを優先に考えているという図式が浮き上がってきます。

講演会で全国へ広がるネットワーク でも、寄付は落ち込む

——南さん自身の中では、天声人語でも絶賛された著書が出る前と出た後では?

南 それはすごい反響でした。だから2冊目は怖くて書けないというところがあるんです。それと、文章は下手ですけれど、やはり正直に物事を述べると人は心を動かしてくれるんだ、という実感も得ました。映像の力も大きいですが、テレビなどは一回で終わってしまいます。

でも本の場合は、発売の時だけでなく、手元にあれば何回でも読める。いつでもどこでも読めます。イメージがふくらむ分、一人一人の読者の思い入れは本のほうが強いようです。同じことを書いていても、みんなそれぞれ違うところで感動してくれたりして。それと同時に、この本を書いた人は何を言いたいんだろう、もっと知りたい、ということもあったのか、出版してから5年弱の間に、講演会を100回、小さいものも含めたらそれ以上やりました。

私がとてもよかったと思うのは、本というのは販売網が全国なので、東京だけでなく全国津々浦々、沖縄から北海道まで講演会の依頼を受けたことでした。講演会をやることでまたネットワークが広がり、これをきっかけに広島に支部ができました。ですから、本を書いていなかったら未だに支部なんてないでしょうし、いろんな人たちとのネットワークもできなかったと思います。この広島支部は熱心です。5人くらい強力な人がいて。今、2007年春にカヤポ族の展示会を広島でやろうとしています。まだ計画段階ですが。

――ここ数年、会の資金運営が非常に厳しいということですが、NPO法人格はとらない、公的資金はあてにしない、つまり寄付と約1300人の会員の会費中心にやっているわけですね。NGOは日本では会員が少ない、寄付の文化もない。いわゆる公的資金をあてにしないで寄付中心でアマゾン支援をやっていくのは、現実にはどのくらい大変なんですか？

南　私は両方を学びました。バブル時代には郵政省のボランティア貯金から、公的資金を1千万近くいただいてました。公の資金ですと1円たりとも誤差があってはいけないので、現地通貨からドルと円に換えることとか、書類作成は大変です。それでも1千万円近いお金が下りて、現実に使えるということはありがたかった。ですが、うちみたいに小さいところは渉外担当の人もいませんし、だんだん、申し訳ないのですがボランティア貯金や環境事業団などのシステムに対して、個人的に疑問を感じてしまったのです。本来、公的なお金であるにも関わらず、そこに携わっている人たちはまるで自分があげるかのような態度なので。

そのような中、2000年にいい形で本がでました。それまでは会員数も700人ぐらいで、個人で集めることも難しかったのですが、本がでた後は寄付が増え、中にはお金持ちの方もいらっしゃいますから、個人ではなかなかできないような多額な寄付が集まりやすくなりました。ですから、それと同時にもう公からお金をもらうことはやめようと思ったのです。

そのかわり、労働組合の愛のカンパとか、保険会社の社会貢献の援助とか、そういう志あるところからの資金はいただいています。でもほとんどが個人です。つらいですよ、今だって全部でストックが200万円を切ってますから、どう考えたって、支援活動はあと数ヶ月くらいしかもちません。経済的な危機も、今回気分が落ち込んだ原因のひとつです。今年は寄付が厳しいです。この半期なのでまだ分かりませんが、去年の3分の1の額です。

――寄付をお願いする人に、手書きで一枚ずつ書いているそうですね？

南　はい、書いています。一人一人に現状を説明して、ブラジルから絵葉書を200人以上の方に書いた時もあります。絵葉書だと住所から書かなきゃいけない、切手もはる、内容は違う。大変ですが、それはやはり

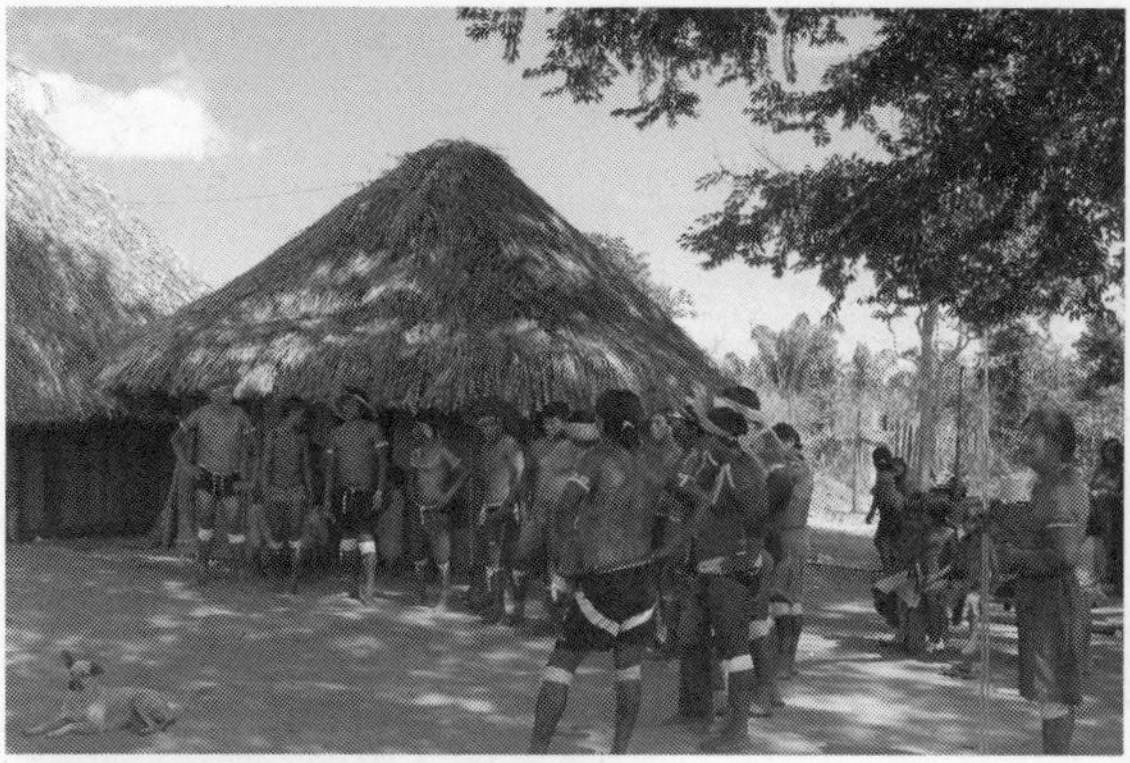

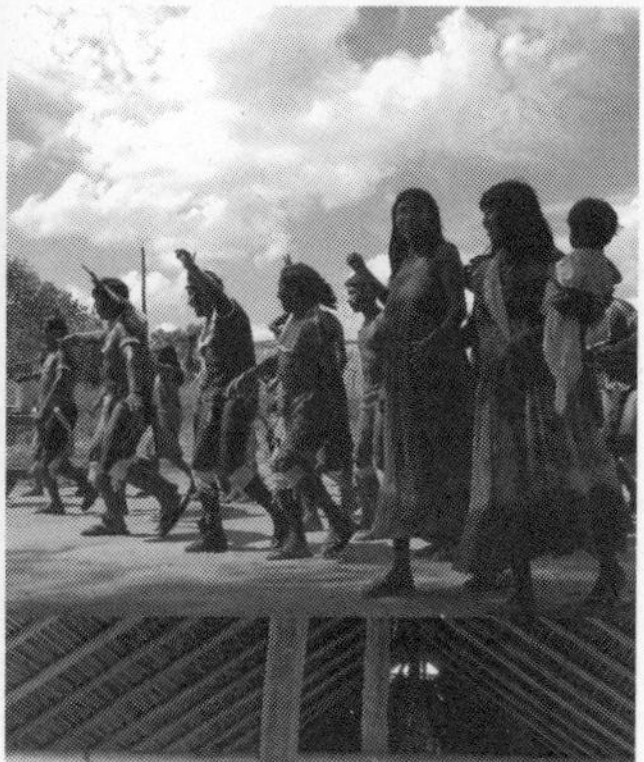

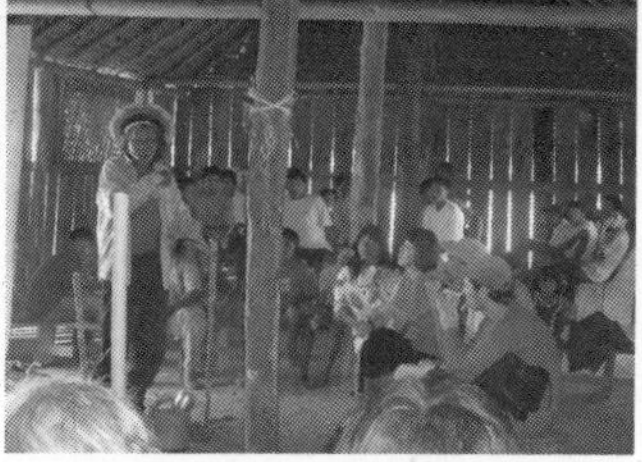

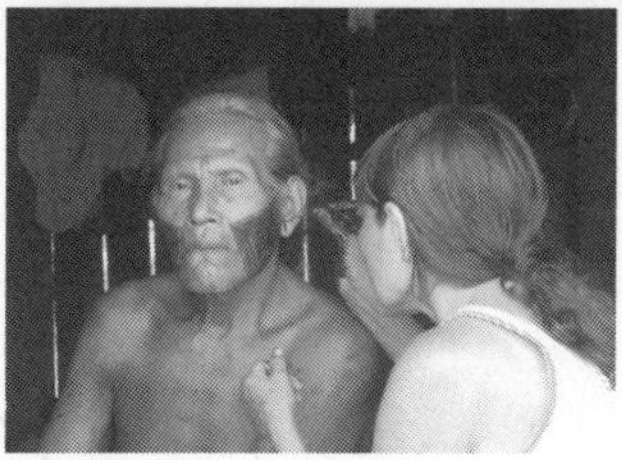

ジュルーナ族の集落。（左上）
ジュルーナの人々。（右上）
メトゥティレ集落の男の家で会議をしているところ。（右下）
カポトの長老ヨバウが奥さんにペインティングしてもらってる。（左下）

一般の方たちから寄付をお願いする上で一つの原動力にはなるかな、と思っています。でももう、火の車ですよ。寄付にたよらないよう、何らかの形でのインディオと日本の間でのビジネスにしていきたい、フェアトレード（生産者に公正な報酬を支払う貿易）のように向こうの人たちも経済的な自立ができるような仕組みを考えていきたいと思っています。インディオ自身も、日本とフェアトレードができないかと言っていますが、彼らも大きな国への脅威があるので白人はいやだと言います。ＲＦＪは10数年支援してきたのだから、研子なら信頼できるということで、彼らの地域の中で取れるものでフェアトレードをしていったらどうかな、と考えています。

●加速度的に減少する森　それでも人類に希望を抱く

——世界経済の市場メカニズムに従ってこのまま開発を続けていくとアマゾンの森は、インディオは、地球の肺はどうなるのか。この辺は南さんどういうふうにとらえていますか。

南　私は現場を見てきていますが、加速度的に森はなくなっています。経済優先で何となくみんな見て見ぬふりだったのが、日常に直結するような問題がでてくると思います。ですが先にも言ったように、20年近くコツコツやっていても、大きな政治や経済の波には、たかだか小さなNGOなんてひと飲みされてしまうのかな、というような虚脱感やつらさを今回は非常に感じました。

何しろ、やってもやっても森はどんどんなくなって、ブルドーザー2台でチェーンソーでガリガリガリガリやっていくわけですよ。根が全部天を向いて。それを少し枯らして火をつけるんです。往復3000キロを走るマイクロバスで、1時間も2時間も両脇にそんな景色が続いてるのを見たら、もう手遅れじゃないかな、と思ってしまう。ブルドーザーでバリバリ切れば、私たちがやってきた10年分の植林支援がすっとんじゃうんですから。私たちは一体、何でやっているんだろうなって自問自答しましたね。

——資源は有限で地球の人口は増加しています。いわゆる「足るを知る」ような社会や世界をつくる、という考えと、市場メカニズムのグローバリゼーション、いわば人間の欲望で動いている部分とが拮抗《きっこう》する中で、人間の理性対マネーゲームのような現在のあり方を、南さんはどのように捉えていますか。

南　揺れ動いている、というところでしょうか。でも最終的に私は楽天主義なのかもしれませんが、人間の善意というものを信じたい。私は何か、この星で生きていくためのルールのようなものがあると思うのです。それが見えないルールかもしれない、法則かもしれないけれど、やっぱり個人個人がそれにのっとっていかないといけないでしょう。

私たちの文明社会は便利で豊かで、経済優先だと批判しても、私たちは車にも乗るし、電車も走っているしおいしいもの食べれる。そういうものを得る一方で、ガンやうつの人も増えています。でもかたやインディオの人たちは、電気もガスもなければ風呂もトイレもない、食べ物も限られた食材ですし、魚がとれないときはみんなで我慢する、物質的には私たちの規準からすると貧しく見える生活をしているのに、そういうおかしな病気は一切ない。まして、私たちが抱えている、これからも増えていくであろう、訳のわからない病気というのはまったくありません。

すると、私たちがこの星で生きていく法則というのは、やはりインディオのほうが正しいのではないかと思います。

例えば私の本を読んでくれている人たちは、文明社会の中に生きていながら、人間は本来この星でどうやって生きていけばいいのか、ということを潜在的なところで分かっている人たちじゃないかという気もします。そういう人たちが多くなれば、経済のシステムも変わる、政治家や経済界で影響力のある人たちが大きく変われば、その影響力で多くの人たちも変わっていくんじゃないかと思うのです。

――自然生態系を無視した今の人類にも希望はあると？

南　希望はあるのではないかと思っています。というのは、同じ星でそうして生きているインディオがいる、という事実を私は見ていますから。

私たちが住んでいる地球の真裏で、そういう生き方をしている人たちが、この同じ時間にいるんです。これが一つの励みになるというか、だから私は支援してるのかな、と思いますね。

長老ラオーニの言葉
人間よ、「動け」「体を動かせ」

――今回の支援ではインディオを代表する長老のラオーニとじっくり話をした、ということですが、さしさわりのない範囲で、どんな話をされたのですか？

南　当たり前のことかもしれませんが、とにかく体を動かせ、怠惰《たいだ》はいけないと彼は言っていました。おもしろいな、と思ったのは、年寄りはみんな怠惰になるが、怠惰になったり体を動かさなくなると、精霊とのコンタクトが鈍くなると言っていました。体を動かしていると精霊も助けてくれる、いろんなメッセージをくれる、だからなまけちゃいけないと。これは私もそうだ、と思いました。

日本に戻って自分がグダグダしてるときにラオーニのことを思い出します。もう90歳近いのに、本当によく働くんですよ。自分の父親やおじいさんから代々教わった農法で畑を耕して、ここにはパイナップルを植えるとか、雑草はとらないとか、いろんな形でいろんなものを自然農法で植えています。それを人に手伝いに来いとは言わないで、子どもたちとか興味のある人たちを連れて行く。

無理矢理強《し》いるのではなくて、自分で動くことによってそれを子どもたちに示して伝えていく、という形をとっているんですね。彼がブラブラしてる姿は見たことがなかったです。畑から帰ってきたら羽飾りをつくったりして。家でぼーっとしたり寝込んだり、そういう彼の姿は目にしませんでした。「動け」「体を動かせ」と。これが人類へのメッセージでしょう。

——ラオーニですが、骨折した足は治ったのですか？

南　4〜5年前の骨折ですね。走ってますよ。杖《つえ》もついてない。私のほうがギックリ腰で杖が欲しいくらい(笑)。彼はインディオの中でもカリスマ性がありますから、もし彼に何かあれば大変、ということであの時はブラジル政府がブラジリアの病院に連れて行きました。でも1週間で、こんなところイヤだって言って帰ってしまいました。実はその時、森の精霊が出てきて「お前はこんなところで寝てちゃいけない」「村へ戻れ」と言われたそうです。「死なないぞ、絶対治る」と精霊が言ったから帰ってきた、そしたら治ったと。

そういうような、人が何と言おうが精霊が何か言ったから行動を起こしたことがこれまで3度あったそうです。キリストも出てきたことがあるようで、彼はキリストが誰だか知りませんが、木の十字架を首からぶらさげて、ひげを生やした精霊として出てきて「何か助けたい」と言われたけど、自分は断って帰ってもらった、という言い方をしていました。

あと、やっぱりおもしろいなと思ったのは、人間の体というのは服と同じだ、と言っていたことです。だから、ヒョウも「ヒョウ」という服を着てる、この木ならこの「木」という服を着てる。でもそれを全部脱いでしまったら、そのもともとのものは、みんな同じものである、と。

人間は人間の服を着たものとしか話をできないと思っているけれど、それは大きな間違いで、持っているものは全部同じものだと言っていました。自分はヒョウとも話しができるし魚とも話しができる、服の形が違うだけだと。それは彼が言った、非常に簡単な言葉でしたが心に響きました。

——あともうひとつ、去年行った時に、有望なリーダーたち12人が亡くなったと、あれに関してのショック

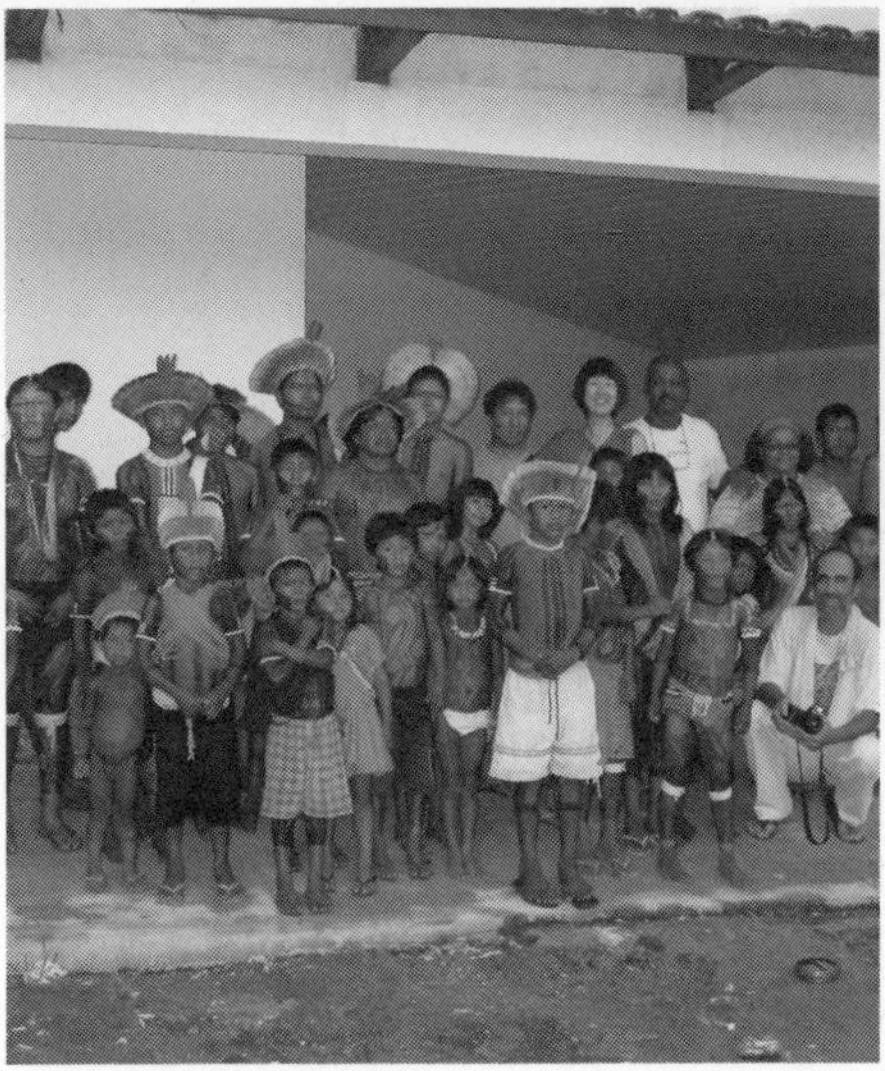
ピアラスの２度目の開校式。

コンピュータをインディオ教師が学んでいるところ。
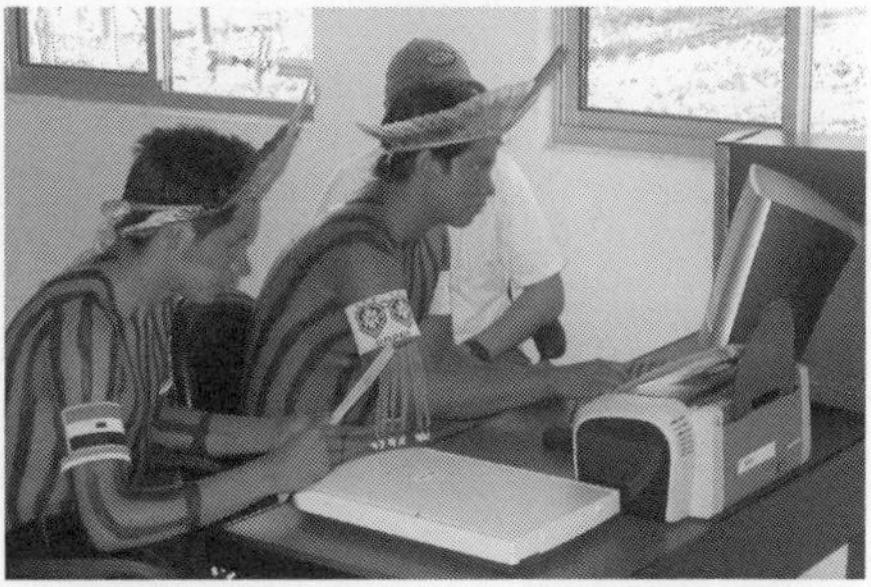

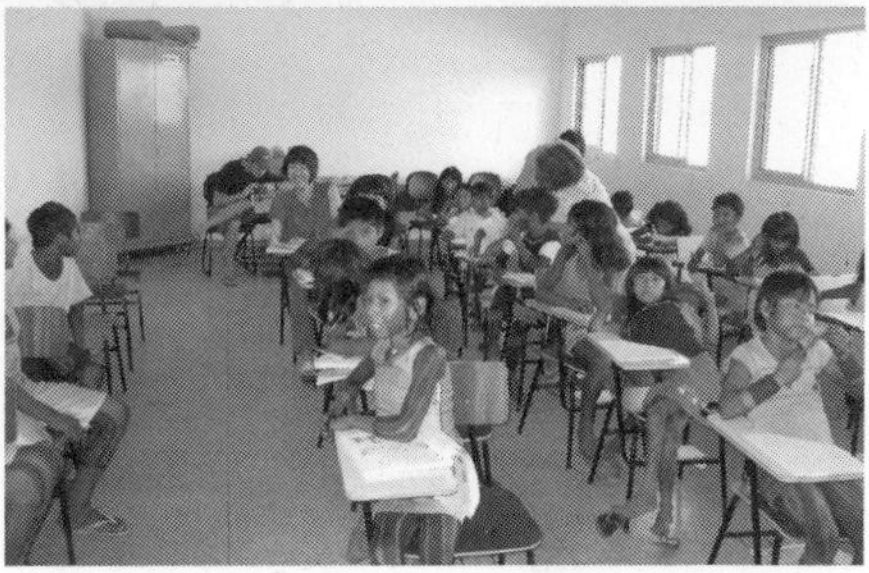
ピアラスの授業風景。

はどうでしたか？

南　もう立ち直りましたよね。普通なら1年くらいじゃ立ち直れないと思うんですが、なぜ立ち直れたかといったら、もっとひどいことが前にあったからだと思います。ラオーニは目の前で侵略者に親を殺されたり、インディオに対する殺戮《さつりく》をのり越えてきてますから。悲しいかな、失うことに慣れているんですね。そんなこと言ってられない、次に進んでいかなきゃならない、というようなたくましさを感じました。受け入れて前に進んでいく、というか。

●デジカメ写真の中に丸い玉？　スピリチュアルな話を求める人々

——帰国後に少し不思議なことがあったそうですね。

南　事務所で皆と、報告会でどんなスライドを使おうかと写真を見ていたら、デジカメで写した写真の中に丸い玉がでてるんです。それも、出ている写真と出ていない写真があって、10枚の中で4枚くらいにシャボン玉みたいに写ってる。最初はゴミかと思いました。これは信じる信じないの話になりますが、そのどれもに10個写っているんです。去年の事故（※）で亡くなった12人中、私たちが関わっている2つの村でちょうど10人が死んでるんですよ。

もしかしたらその10人が写ったのかなといって、そのうちの一つを拡大してみたら、顔が写っていた。それがクジョーレといって、ラオーニの次の世代の代表者、インディオの次世代のリーダー、メガロンと同じ年くらいで、幼馴《おさな》じみであり大親友だった人なんですけど、メガロンのまん前に大きな玉として写っていたのです。私たちが集落に着いてから最初に、ラオーニとメガロンと話合いをしていたときの写真でした。パソコンで拡大したらまさにその人の顔なんです。その玉が10人ということは、私が来たときに、「これからも研子、インディオを助けてくれよ、支援を続けてくれよ」、というメッセージかなと私は勝手に解釈したのですが。

※ダム建設に反対を訴えダム建設予定地に出向いた12人のインディオを乗せた車が、その帰り道に交通事故に会い、次世代を担うリーダー格のインディオたちが亡くなった。その車には長老ラオーニの息子も同乗していた。

――講演会でも、最近、不思議系の話、4次元の話を期待している人が増えている、ということですが、何でみんな今、熱心にこうした精神世界の話を求めているのでしょうね?

南　私たちは本来のすごく大事なものを失って、あるいは本来のバランスを崩してこの星で生きているのではないかと思います。それで、バランスを取り戻すために今まで自分たちにはなかった価値観を取り入れることで、それを直そうとしているのではないか、と。その自分たちにない価値観というのが、4次元的な、摩訶《まか》不思議な話だと思うのです。だから私はこれを摩訶不思議な話として話したくない、実際にあるということで話していきたいと思っています。個人個人でいろんな問題を背負っている人たちがいますからね、経済的にはけっこう豊かに思える人でも心の部分で満たされてない人とか。

だから私は、講演などでアマゾンのインディオの話をして、インディオの生活の様子なんかをみなさんの頭の中にインプットすると、本来その人が持っている正しい判断が目を覚ますのではないか、と思っています。私と話したりしてアマゾンの話を聞くことで、その人の正しい判断と摩訶不思議なものの回路がつながるんじゃないかと。私は摩訶不思議な話は科学的だと思ってるんですよ。ちっとも不思議じゃないと思うんです。次元が違えばどんなことだってあり得ると思うんです。

――本来の自分、もう一つの自分、今まで現われてこなかったところにスピリチュアルに回路がつながる？

南　そうですね、心優しくなったりとか他者を思いやったりとか。植物だってラオーニのように同じ命だと思えば、対し方が違ってくると思うんです。だから、水が枯れたら水をあげよう、とかそういう心の優しさが、アマゾンの問題にも結局はつながっていくのではないかと私は思うのです。一番大切なのは、人間は万物の霊長なんかではないということ。ラオーニがこの間言ったように、ヘビの命も私の命も、一つの命という重さには変わりがない、ということだと思います。

基本的には私は講演会でも、そこのところを、摩訶不思議といいながら伝えていっています。見える見えないなんていうのは、どうでもいいことですし、必要があれば見えるし、必要がなければ見なくていいと。

逆に今、精神世界とか占いとかが違った形で違ったエネルギーで世に出ていることの危惧《きぐ》はありますよね。細木何とかさんとか、「あなたは地獄に落ちる」とか言ってしまったり。それとか私も知らなかったのですが、過去世を電話で見てもらう、というのがあるらしいのですが、それで何百万というお金をサラ金から調達したという話もあります。未来だか過去だかわからないけどそれはおかしい。私は運命論者ではないから、運命は変えられると思っています。唯心的というか。

でも神という存在は一つの法則だと思うから、自分が元気な法則を出せば、法則で返ってくると思う。本当に自分がこうしたいと思うものっていうのは、自分が動けば必ず手に入ると思うんですよね。ただそこにエゴが入ってしまったらだめですが。

●これからの熱帯森林保護団体2冊目の本、執筆開始

――これからのアマゾン、インディオの支援のありかた、今後のＲＦＪの動きは？

南　この辺がまったく今わかんなくなってるんです。ワハハハハ（爆笑）。今までは、「それはですね…」

って説明できたのですが、今回はあまりにも拡大している熱帯林の破壊を見て、支援って一体なんだろうなあ、って。恥ずかしながら。継続的にはもちろんやっていきます。学校も建てたし、具体的な植林も続けて行きますし、物理的には今までの支援と基本的に変わらないと思います。あとは、日本でも影響力がある人に働きかけていきたいな、と思っています。

なぜなら、もう時間がないのです。有限な資源をこれだけ壊していったら一体どうなるんだ、これをどう人に説明したらいいのか、と。脅《おど》しになってしまうと人は引いてしまうし、かといってあまりのんびりしたことも言ってられない。この辺をどういうふうに伝えていけるか、というのが自分の技量の問題ですね。

――最後に、そういう今後も含めて、2冊目の出版、開始ですね?

南　もう書き始めています。1冊目で書ききれなかったことを、続きのような感じで書きたいと思っています。たんたんと自分が感じたことを書きたいなと。ただ、2冊目はもっと整理されて読む人が読みやすいように、いろんな書き方を模索しています。もし3冊目を書くことになったときは、この地球がないかもしれない、そのくらいの危機感はありますから。それが徐々に来るんじゃなくて、どかっと来るような気がするんです。脅《おど》しではなくて。

やはり便利で豊かなものを得てきた代償を、一人一人が背負わなくちゃいけない。それは私の問題でもあるけれど、あなたの問題でもあるんですよ、ということを伝えていきたいなと思っています。アマゾンの熱帯林が壊れたことも、ニューヨークの9・11のテロも、この間のロンドンの同時テロも、アフリカの難民のことも、それは全部私の問題であり、それはこの星に生きている以上は逃げられないことです。すべてに関係性がある。それはインディオの人たちから学んだことです。私たちの生活というのは今、全部がブツブツに切れて分断されていますから。

――連載もこれで終了となりますが、8回、約2年間、本当にありがとうございました。

南　この続きは、2冊目の本でお読み下さい。こちらこそ、読者の皆様、本当にありがとうございました。

（インタビュー／柴田敬三　文・構成／岡田直子）

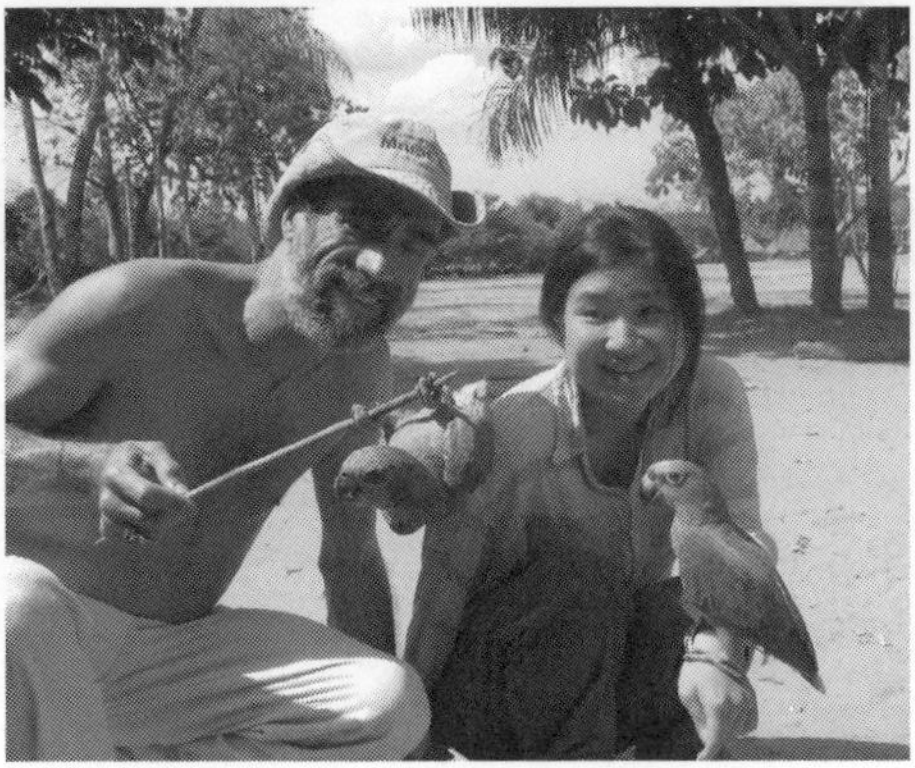

ブラジル支部事務局長パウロ氏とＲＦＪスタッフの白石絢子さん。（メトゥティレ集落）

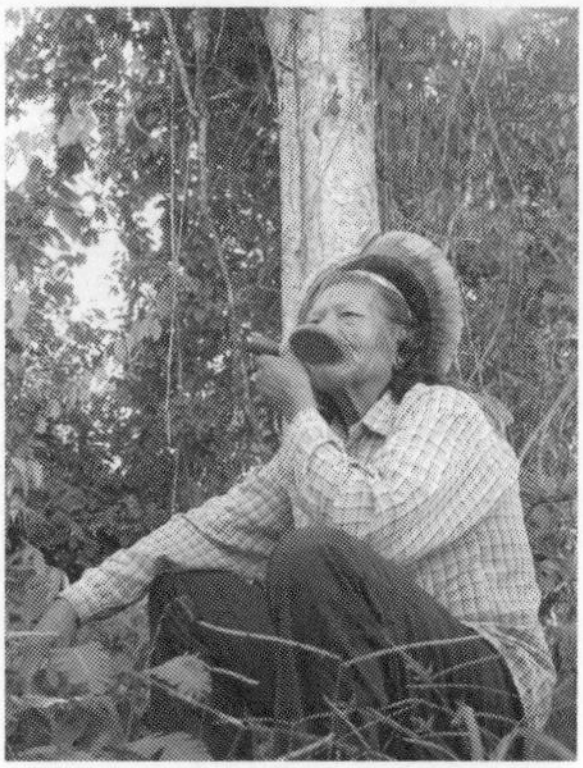

木の前に座るラオーニ

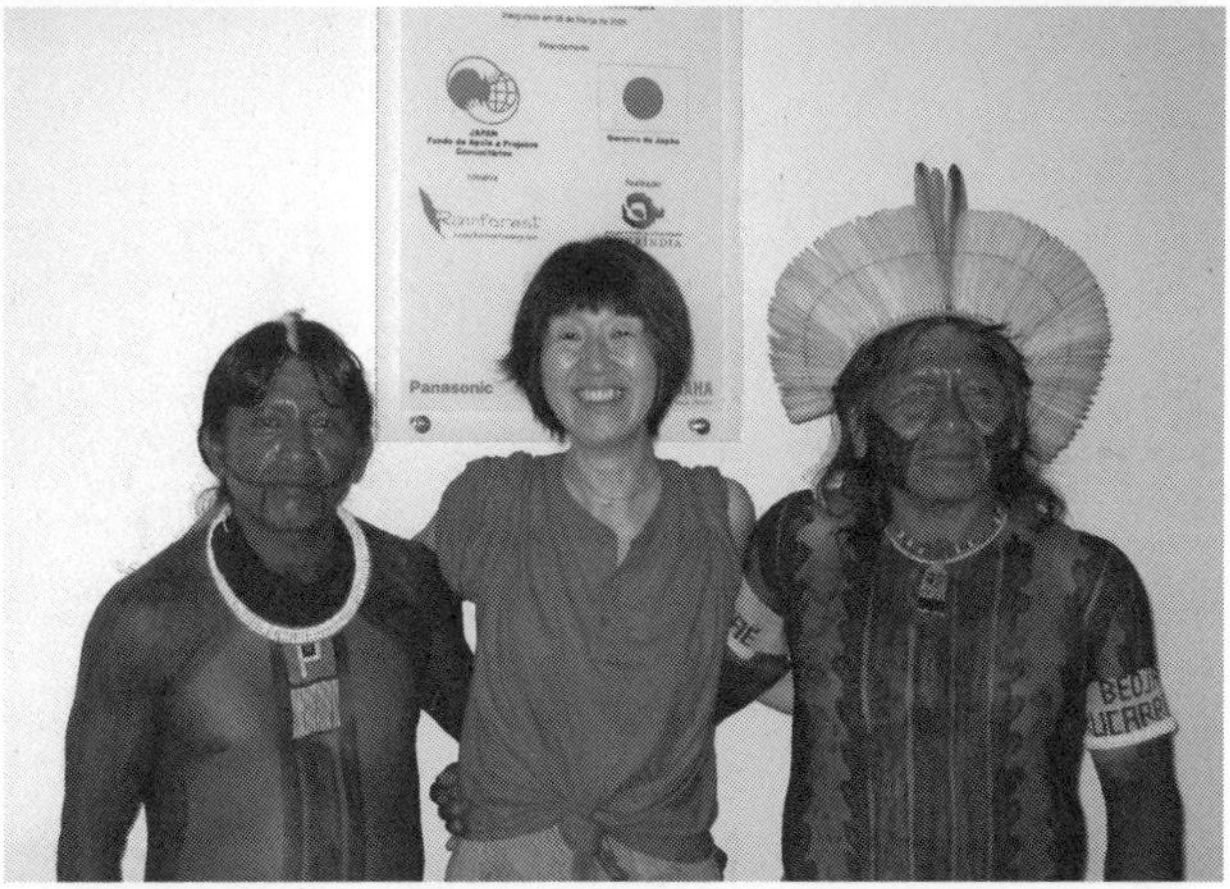

ピアラスの学校の前。責任者のベジャイとピトゥヤル。

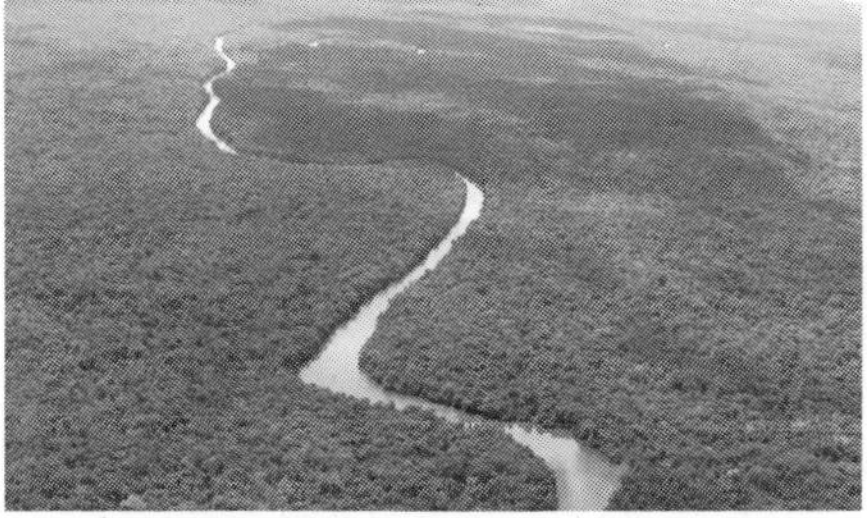

インディオ保護区を流れるアマゾン川支流のシングー川。

カヤポ族のカポト集落。

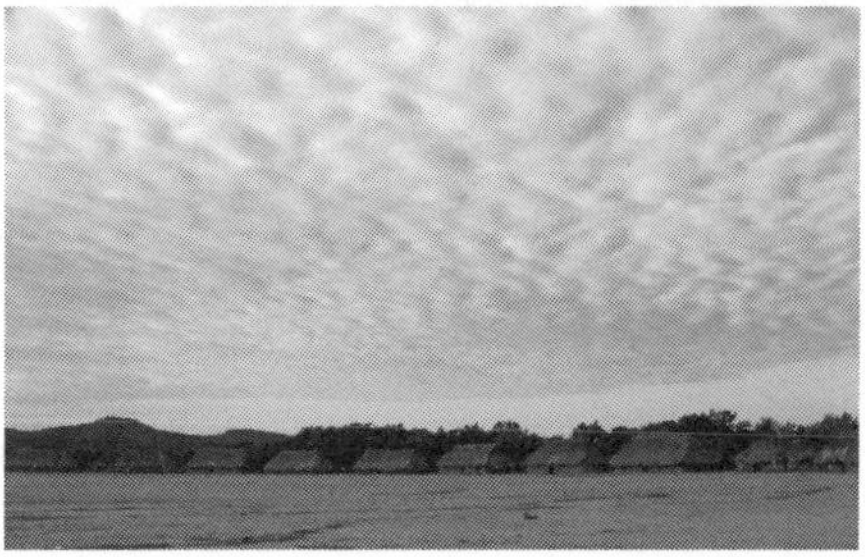

連載８回　ご愛読ありがとうございました。
この続きは、2005年内発行予定の南研子さん著の単行本、第２弾をごらんください。

連載 **最終回**

チベット医学童話

「タナトゥク」ーインド・ダラムサラよりー

「チベット医学」を学ぶためにインドに留学し、
4年に1回の試験に外国人で初めて合格。
現在、チベット医学暦法大学生の小川さんの、実体験をもとにした
「チベット医学童話」最終回をインド、ダラムサラよりお届けします。

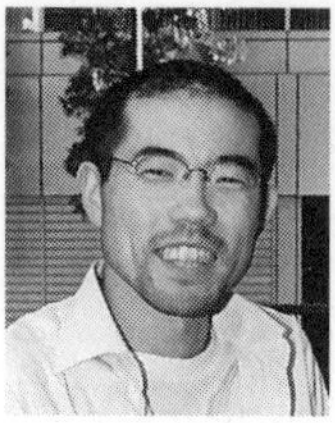

小川 康（チベット医学暦法大学生・薬剤師）

おがわやすし
1970年富山県生まれ。東北大学薬学部卒。薬剤師。薬草会社、薬局、農場などに勤務。1999年1月よりインド・ダラムサラにてチベット語・医学の勉強に取り組む。2001年5月インド・ダラムサラのメンツィーカン（チベット医学暦法大学）を受験し、チベット人以外の外国人として初めて合格。チベット医学暦法大学生。元長野県自然観察インストラクター。

前回までのあらすじ

故郷ニヨンを謎の呼吸器病から救うため、テンジンは伝説の都タナトゥクに医学教典を求めて旅立ちました。しかし、タナトゥクに秘められた魔法と真実に触れるに至って、タナトゥクを去る決意をします。ところが故郷につながるはずの巡礼道でテンジンは崖から落ちて意識を失ってしまいました。そして、物語は現代の日本、富山の売薬を営む天人（あまと）へと引き継がれていきます。

「どうして満月の夜になると雪が止んで、まんまるのお月様が拝めるのか教えてあげようか」
「うん、教えて、教えて」
天人《あまと》は北信濃の山奥にあるお得意様を訪問した際、不治の病で寝たきりになっている子供を喜ばせるために、寝床の傍《かたわら》で御伽《おとぎ》話を語り始めました。確かにこの地方では満月の夜になると不思議と雪が降りやむという言い伝えがあるのです。

「タナトゥク」ーインド・ダラムサラよりー

むかーしむかし、神様がお月様をお創りになってまだ間もない、ずーっと昔のお話です。山間の小さな村にお母さんと、ちょっぴり甘えん坊の大《た》志《し》君、ウサギのリボンちゃんが寄り添うように仲良く暮らしていました。一昨年お父さんを病気で亡くしているので代わりにお母さんが一生懸命働いていました。ところが雪が降り続く冬のある日、お母さんが血を吐いて倒れてしまったのです。リボンはピョンピョン飛び跳ねて大志に緊急事態を伝えました。お母さんを布団に寝かせると大志は雪の中、お医者さんを呼びに出かけました。

「長い間、無理をして働いてきたんだろう。もう手後れだ。私にはどうすることもできないよ。すまないね」

大志は先生に「何とかしてください」と何度もお願いしましたが、黙って首を横に振るばかりです。ただ最後に「山向こうの村にとても変わった医者がいる。なんでも若い頃サーラとかいう遥か遠い西の国まで冒険して薬を学んできたそうだが、奇妙な呪文や不思議な薬を使うので普段は誰も相手にしとらんよ。もっともこのまま何もしないよりは可能性があるがね」と言い残して帰っていきました。

大志は迷うことなく雪の中、山を越えてこの変わった医者を探しに出かけました。

白い髭《ひげ》を胸まで伸ばした、もう七十歳にもなろうかという風変わりな医者はお母さんの脈を診ると手をそっと置き言いました。

「あなたのお母さんを治す薬が一つだけありますぞ。サーラという国に古くから伝わる月光丸という秘薬があるのじゃが、ところがこの薬は満月の夜、新雪が降り積もった月光の下でしか作ることができない薬での。今、お母さんは激しい熱病にかかっている。これを治すには新雪で覆《おお》われた冷たい空気の中、満月の光を吸い込んだ月光丸を飲んで体の中から直接、月光を当てて冷やす以外には方法がないのじゃよ。満月の夜まで三日ある。さぁ、準備に取り掛かるかね。」

「それじゃ、もし雪がやまなくて満月が拝めなかったらどうするの」大志が不安そうに尋ねました。

「次の満月までお母さんはもたないだろう。だから必ず雪がやむように今から心を込めて薬の神様にお祈りをしなさい。さて、君はここから山を七つ越えたところにあるマラヤ山から月光丸の原料となる方解石を採ってきてくれるかな。この白い石が満月の光を吸収して体の中で光ってくれるのだよ。わしの足ではとても三日後までに帰ってこれんからの。お母さんはわしと、このウサギさんで診ているよ」

「大志や無理しなくていいんだよ。そんなことしたらお前が死んでしまうじゃないか」

お母さんが弱々しい声で言いました。でも大志は、

「心配しないで。必ず満月の夜までに帰ってくるよ。リボン、お母さんの傍《そば》にいるんだよ」と力強く告げると吹雪の中へと飛び出していきました。

そして満月の日のお昼、身体中に怪我を負って足を引きずるように戻ってきたのです。背中の袋には真っ白な方解石が詰まっています。

「大志や……」見違えるようにたくましくなった息子の姿にお母さんは目を潤《うる》ませました。雪は相変わらず降り続いています。

「ご苦労じゃったの。夜までゆっくり休みなされ」

サーラという聞いたこともない国で薬を学んだ不思議な医者は早速、方解石（注：下段）を細かくすりつぶ潰し、いろんな薬草を一緒に鍋に入れて『オムベカゼ・ラザヤソーハ』と奇妙な呪文を唱えながらグツグツ煮込み始めました。

日が暮れ始めたころ、軒先の雪がドサッと大きな音を立てて落ちた時、大志は目を覚ましました。真っ先に窓の外を見てみると、月光はおろか降り続いている雪で窓も半分埋まろうとしているではありませんか。

「どうして、どうして雪がやんでくれないの。どうしてお月さんが顔を見せてくれないの。お医者さん、どうしたらいいの。お願いします、お母さ

注：方解石：主成分は炭酸カルシウム

んを助けて下さい」

それまで落ち着いていた医者もさすがに少し不安になってきました。

「世の中全てのことは我々の力の及ばぬ縁によって定められているとはいえ、神様も意地悪なことをされるものじゃ。満月の光がもっと強く照って雪雲を蹴散らしてくれればいいのだが」

「どうやったら光が強くなるの」

「月には光の海があって、海が穏やかな時は弱い光を、激しくうねっている時は強い光を発するというが、わしらにはどうすることもできん」

医者の言葉にリボンの耳がピクッと反応しましたが誰も気がつかなかったでしょう。そして、お母さんの枕元へと飛んでいくとブルッと身体を大きく震わせて目をじっと見つめました。

「大志や、リボンが寒くて震えているから釜戸《かまど》に薪《まき》をくべておくれ」

お母さんに言われたとおり大志が釜戸のふたを開けて薪をくべているとリボンは口に木の枝をくわえて足元に擦り寄りました。

「危ないから離れておいで」と言ったその時、リボンはパチパチと燃え盛る釜戸の火の中へと飛び込んだのです。

「リボン、何をするんだ！」大志が慌《あわ》てて火を消しましたが、釜戸から助け出した時はすでに真っ黒にこ焦げて死んでいました。

「ど、どうしてこんなことを……」

その時、青白い月光がキラキラと窓から差し込み涙で濡《ぬ》れた二人の頬《ほほ》を照らし出したのです。

「あれ、雪がやんだよ、お母さん」大志が外に出て雲の隙間から顔を出し始めた満月を見上げると、なんとリボンが光の海を木の枝で懸命にかき回し、そこから強烈な光が放たれているではありませんか。そう、みんなが悲しみにくれている中、リボンの魂は煙突から煙と一緒にどんどん高く舞い上がり、雲を越えると今度は飛び跳ねるように一気に月を目指したのです。

「今宵の月光丸は特別じゃ。さぁ、石のすり鉢を雪の中に出して方解石に牛乳を加え呪文を唱えながらよく練りなさい。それを薄く広げて明け方まで満月の光にさらすのじゃよ」

大志は時々月を見上げて、泣きながら真っ白な丸薬を作りました。リボンも涙を堪えて夢中で光の海をかき回し、村を月明かりで照らしました。満月の光を存分に吸い込んだ薬が瞬く間にお母さんの病気を治したのは言うまでもありません。

それ以来、満月の夜になるとリボンは光の海をかき回し、新雪の上に月の光を輝かせています。もちろん月光丸を作るために、そして雪と月が奏《かな》でる美しい風景を演出してみなさんに喜んでもらうために。


「お・し・ま・い」

「ふーん。ねえ、僕の病気も、その月光丸を飲んだら治るかな」

「……。さあ、どうだろうね。月のウサギさんにお願いしてみたらどうだろう。それじゃ、今度きたときに、また新しい話をしてあげるよ」

子供の純粋な質問に天人はうろたえてしまいました。昨秋からサーラ医学に興味を持ち始め、本などで調べていくうちにサーラ医学を基にした色んな創作童話を創るようになっていました。いや、正確に言うと、まるで本当にあったことのように次から次へと物語が心に浮かんでくるのです。

それから三日後、隣の村を巡回して集金と薬の補充をしていると、あの子供のお父さんが「おーい」と叫びながら駆け寄ってくるではありませんか。頭も眼鏡も雪で真っ白になっています。

「随分と探しました。でも、よかったお会いできて」

「どうしましたか。何か足りない薬でもありましたか」

「いえ……、実は、馬鹿な話だとは充分承知の上です。月光丸が手に入らないでしょうか。あの御《お》伽話《とぎばなし》を子供がすっかり気に入ってしまいまして、もちろん、本当にそれで治るなんて思っていません。でも息子の願いを一つでも叶えてやりたいんです」

天人は柳行季《やなぎごおり》（売薬人が持ち歩く黒くて重い箱）をゆっくりと下ろしながら、上手に断る方法を考えていました。ところがいざ、顔を上げて向き合ってみると、胸の動悸が突然激しくなり、天人の口から自分でも思ってもいない意外な言葉が発せられたのです。

「サーラまで一緒に探しにいきませんか。あなたも息子さんのために御自分の足で探しに行き満月の光の下で祈りを込めながら作ってみたらどうでしょうか。ちょうど私もサーラという国に行ってみたいと思っていました」

「ええっ！そんなこと急に言われてもそんな秘境に……。仕事もありますし……、お金は出しますから買ってきて頂けな……」

天人はじっとお父さんの眼を見つめました。

「いや、行きます。私が行きます。仕事なんてなんとでもなりますよね。でも天人さんの仕事は大丈夫ですか」

「ええ、実はここだけの話ですが、そろそろこの商売も終わりにしようかと思っていたところです。その前に、一度、反魂丹《はんこんたん》（薬）の故郷かもしれないサーラに行ってみたいと思いまして。いえ、もちろんこれは私の空想に近い仮説ですがね。次の夏はどうでしょう」

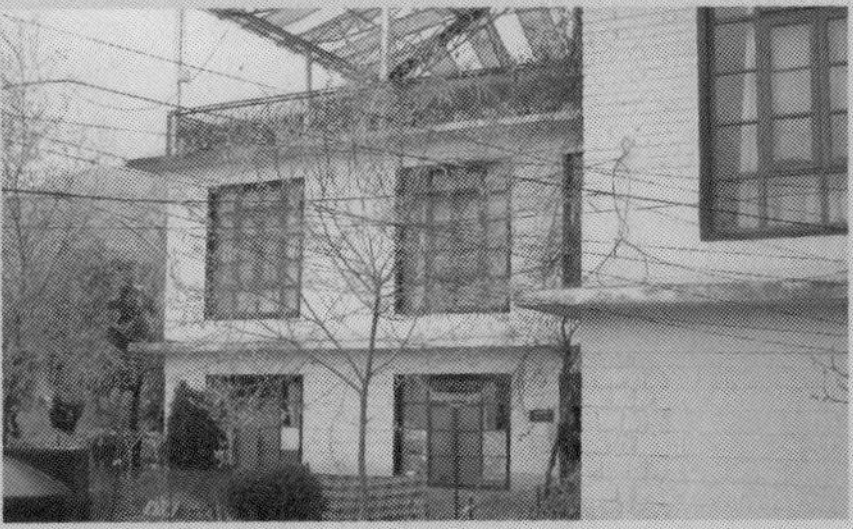

私たちが学んでいる校舎の全景。

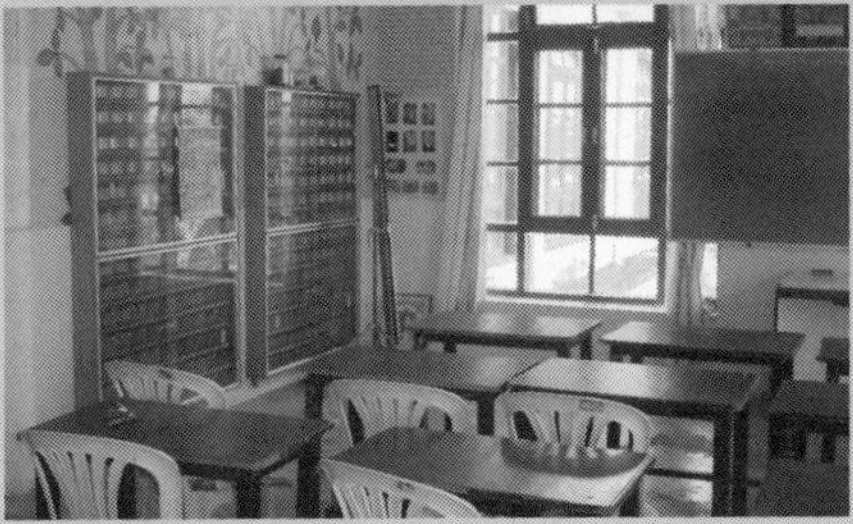

私たちが学んでいる教室。

「タナトゥク」ーインド・ダラムサラよりー

■サーラにて

翌夏、二人は本当にサーラにやってきました。村人から「この石なら確か聖なる湖ラツォの周りにたくさんあったはずじゃ。しかし、道は険しいぞ」と教えられ、まずは湖を目指すことにしたのです。道なき道を進み標高4500mにあるラツォに辿り着くとお父さんはバッタリ倒れてしまいました。

「ハア、ハア、さすが天人さんは普段から歩いているだけのことはありますね。私はもう一歩も歩けません。でも、でも、なぜか自分がラツォに辿り着ければ息子の病気が治るような気がしてきたんです。もしかしたら息子のためにこんなに真剣になったのは初めてかもしれません」

「そうですね。さあ、聖なる湖の聖なる水を飲んで元気を出してください。それと、早速、湖の畔で方解石を見つけました。どうぞ」

お父さんは真っ白な方解石を手にとってまじまじと見つめました。

「これが物語に出てくる白い石ですか……。でももう、私たち親子には方解石も月光丸も必要ないのかもしれません。だから、この石は聖なる湖に帰してあげたいと思います」

「えっ、どういうことですか」

「天人さんのおかげで本当に大切な宝物を見つけることができました。ありがとうございます」

そう語るとお父さんは方解石を湖に投げました。白い石が緩やかな放物線を描いてポチャンと湖面を揺らし、細かな泡を立てながら沈んでいく様子を眺めていたとき、突然、湖面に水の惑星、青い地球が浮かび上がってきたのです。映像はまるで地球の歴史を紹介するかのように移り変わっていきます。

海に単細胞生物が生まれました。植物が繁茂し酸素が生まれたようです。そして細胞が分かれて多細胞生物が生まれました。次に、あの泡になって溶けたはずの方解石が一瞬にして凝縮し骨に形を変え、生物が脊椎動物として陸上に上がり始めました。画面は解読不可能なほど早回しで進み、ゆっくりになったかと思ったら、今度は不思議な未来都市の映像が映し出されたのです。

スマートなドーム形の建物が立ち並び、建物の間は空中通路のような透明なチューブで連絡され、その中をスクーターのような乗り物が走って、いや飛んでいる。ところが周りには、整備された緑の公園と、まだ自然なままの山々が背景を彩っています。手前の原っぱでは女の子たちがシロツメ草で花輪を作っています。その隣では怪我をしたのか、腕白そうな男の子の足に、揉《も》んで柔らかくしたヨモギを当てて止血をしています。洗練された高度な科学と原始の自然がミックスされたような不思議な風景はなぜかしら天国を連想させたのでした。

いったい何なんだ……、二人が驚いていると「タナトゥク」という湖の声が聞こえ、湖面の映像は波紋が消えると共に見えなくなりました。

「どうしましたか」

「タナトゥク」ーインド・ダラムサラよりー

英語で話しかけられ驚いて振り向きました。

「何か湖面に映っていたようですね。これは珍しい。この湖は前世や未来、運命を映し出すのですが私たちサーラ人でも滅多にお目にかかれる現象ではありません。あなた方は日本人ですか。私は薬草調査のためにたまたまやってきたんですがこれも何かの縁でしょう。山を下りたら、是非、医学院の中にある私の家に寄ってください」

そう言うと「サーラ医学院・ドクター・ツェリン」と書かれた名詞を差し出しました。

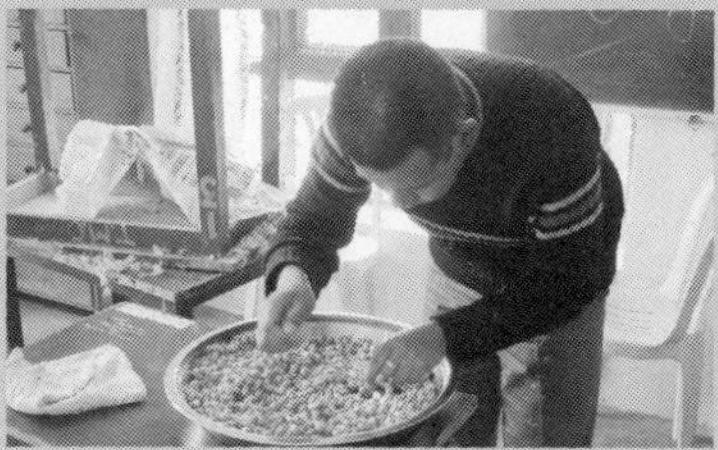

毎週土曜日は製薬工場で労働奉仕。

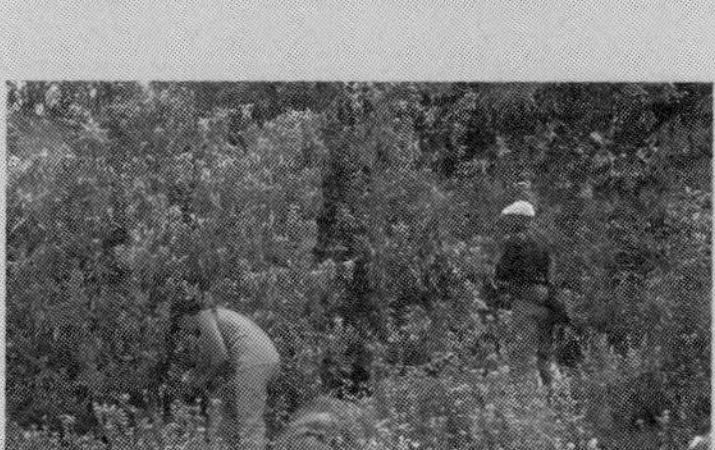

血の病気に効くパシャカという薬草を採取している様子。

前略

天人さん、サーラ医学院合格おめでとうございます。外国人で初めての快挙だそうですね。きっと息子も月の上でウサギさんと手を取り合って喜んでいることでしょう。そのせいか今宵の月光は一段と輝いて感じられます。「天人お兄さんは合格して、いつか本当の月光丸を作ってくれるよね。そしたら僕も月に行って、お兄ちゃんのお手伝いをするから」と楽しそうに語る姿を見て涙が止まりませんでした。幼心にもう先が長くないことを悟っていたようです。お見舞いにきてくれた同級生に「お父さんは僕のためにヒマラヤのてっぺんまで冒険してきたんだぞ」と何度も自慢していました。あれから私たち家族は本当に幸せな日々を過ごし、息子の安らかな旅立ちを、私たち夫婦も安らかに見送ることができました。これこそが奇跡なのかもしれません。今、妻のお腹には新しい生命が宿っています。きっと息子の生まれ変わりだと信じています。もし、男の子だったら天人さんの御伽話の主人公、大志《たし》と名づける予定です。異国の地での学生生活は大変だとは思いますが、どうぞ、無理をしないように、ご自愛ください。お元気で。

草々

前略

ようやく学生生活にも慣れてきて楽しく過ごしています。朝5時に起床し教典を朗読していますが、たまに暁を見上げては息子さんを思い出しています。ラツォでの出会いや入学試験での幸運など次から次へと不思議な偶然が起こる度に、息子さんが私をサーラ医学院に導いてくれているのだと感じていました。今度の9月、日本では中秋の名月にあたる晩に、サーラ医学院では月光丸が作られます。しっかり満月が輝くように息子さんに頼んでおいてください。

聖なる湖ラツォで見た不思議な映像を覚えていますか。医学教典の舞台は伝説の都タナトゥクといいますが、あの風景とは違うようです。私たちは8世紀に著された教典をすべて暗誦できた時にようやく卒業の資格が与えられ、順調にいけば私が挑戦するのは5年後になります。そのときにもしかしたらあの映像の意味が分かるかもしれません。いずれにしろ今度生まれてくる大志君のためにもあんな素敵な未来を残せてやれたらと思っています。その鍵がこの教典の中に秘められている予感がしています。それではお元気で。

草々

■5年後

2007年11月12日、サーラ医学院のお堂には多くの医学関係者が詰め掛けていました。天人はサーラ伝統衣装に身を包み、緊張した面持ちで群集の中央へと進み出ました。お堂の中には厳粛な空気が張り詰めています。

薬師如来に祈りを捧げ、いよいよ5時間に及ぶ暗誦を始めようとしたその時です。突然、胸が激しく高鳴り、眼前にラピスラズリ色に輝く都が拡がったのです。中央には5層の大宮殿が見え、みんなとても楽しそうです。あの美しい女性はどこかで見たことがあるような、いや、気のせいか。『テンジンさん頑張って』えっ……誰……。

天人は我に帰ると背筋を伸ばし大きく深呼吸をすると、張り詰めた静寂を打ち破るかのごとく、まさに眼前に浮かぶ光景を描写するかのような暗誦を始めました。

むかーし昔、そのまた昔、聖者様たちが暮らすタナトゥクという薬の都がありましたとさ。都の大きさを計ろうにも大きすぎて見当がつきません。その町の建物は全て金、銀、ラピスラズリ、真珠でできており、彩り華やかな宝石で装飾されています……。

童話タナトゥク（完）

「タナトゥク」ーインド・ダラムサラよりー

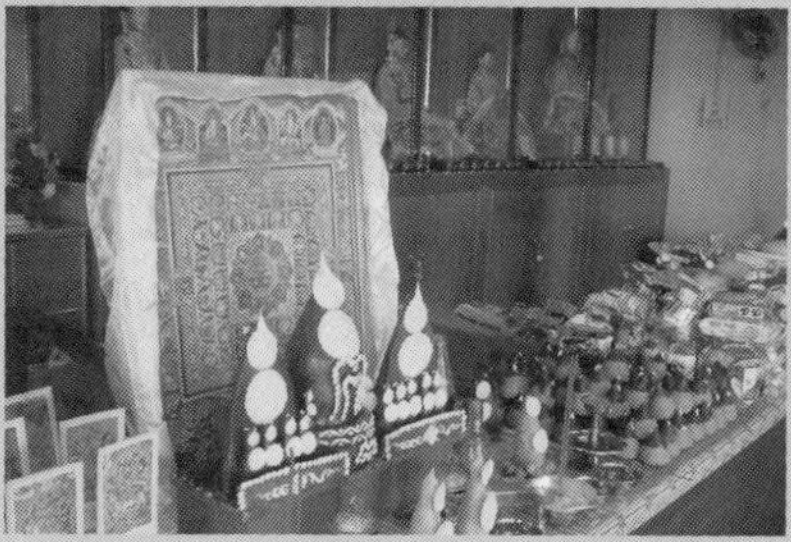

毎月10日に行われる、ツェチュの儀式の祭壇。

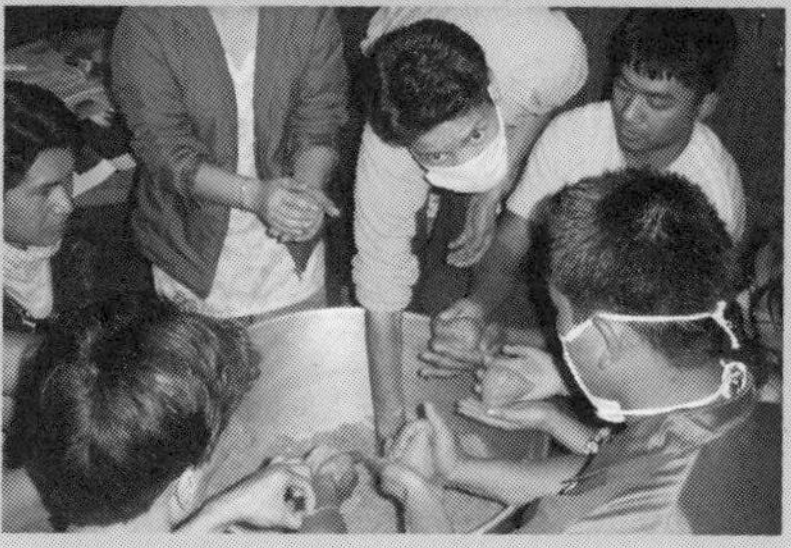

お祈りの儀式の際に捧げるお供え物を作っている。

小さい頃、毎日のように祖母は枕元で因幡《いなば》の白兎の話を語ってくれたものでした。皮を剝《は》がされたウサギに「蒲《がま》の穂をつけなさい」と優しく教えてあげた大国主命は日本の薬の神様「薬祖神」ですから、もしかしたらこの御伽《おとぎ》話が私をチベット医学へと導いたのかもしれません。そう、チベット医学とは、おばあちゃんが枕元で語ってくれる御伽話のようなもの。実は、この8世紀に編集されたという四部医典、今まで聖なる医学教典として崇《あが》められてきましたが、これも、むかし、むかし……、で始まる医学の御伽話なんです。もちろん私以外の生徒は普通のお経のように読みますが、私は何度も何度も空想しながら暗誦しているうちに、だんだん語りがおとぎ話調になってしまい、そして童話タナトゥクが生まれたのです。

この連載を通してチベット医学のイメージが摑《つか》めてきたでしょうか。

チベット医学とは、お父さんのように汗を流し、骨を折って薬草を探し回り、お母さんのように心をこめて薬を作り、お婆ちゃんのように教典を分かりやすく物語のように伝え、お兄さんと遊ぶように、草を楽しむ、そんな大地に根ざした医学なのです。

「大地と離れてはいけない」という言葉を聞いたことがありますが、現在の医学の先頭地点はどんどん出発地点でもある大地から遠ざかっていっています。私は医学の進歩は素晴らしいと思いますし、これからも前に進んでいくことを願っています。でもその時、大地とのつながりをイメージしながら前進することが大切ではないでしょうか。

人体の生理学においても同じだと思います。生命は海から生まれました。つまり、元々は均一だった海水のミネラル成分に歪《ゆが》みを生じさせ、細胞内外でイオン濃度差をつくることにより高度な生命体が作られたのです。その歪みとは専門的に解説するとエントロピー減少の状態を指し、教典にはドゥワ（集約する）という単語で表わされています。

【ルン】カルシウムイオンを骨に凝縮させるエネルギー。

【ティーパ】ナトリウムイオンなどを血液に凝縮させるエネルギー。

【ベーケン】カリウムイオンなどを細胞内液に凝縮させるエネルギー。

　このようなミネラルバランスを生み出すエネルギーは「生命誕生の神秘」として現代科学ではまだ解明できていません。そしてルン、ティーパ、ベーケンを生み出すことにより、本来、生命にとっては猛毒だったはずの酸素を強力なエネルギー源として用い、高度な精神・肉体活動を行うことが可能になったのです。それはあたかも文明が発展し原子力という力を得たことにも似ており教典にはネ（病）として書かれています。つまり私たちのルーツは海であり、生命の基本は「水」「酸素」なのです。

　私たちが「大地とのつながり」「海から生まれた記憶」を忘れずに発展したならば、その向こうには、きっと、科学と自然が高いレベルで共存した真の幸せが待っているような気がします。

　家族の営みの大きな目的の一つは、自分たちの子孫に大切なことを伝えていくこと。家族のような暖かさをもったチベット医学も同じではないでしょうか。きっと子供、孫、曾孫へと続く子孫に、明るい未来を残してやるために、この大切な教えが神秘の名の下にタナトゥクに残されていたのかもしれません。タナトゥク、それはきっと城壁で囲まれた広大な都市。中央には5層からなる神殿があり、ラピスラズリが一番珍重されたのでしょう。教典で最初に紹介される薬草はザクロですから、きっとこのザクロがたわわに実っていたに違いありません。アルラは東の山になっているといいますからアルラの産地であるインドが東方に見え、ラピスラズリの産地であるアフガニスタンを瑠璃光浄《るりこうじょう》土《ど》として崇《あが》めたかもしれません。どんな素敵な都市だったのか夢が膨《ふく》らみますが、残念ながら私にはもう古代に思いを馳《は》せている時間はなさそうです。

　私が目指すものは真のタナトゥク。そこへの道のりは今まで以上に険しいものかもしれませんが、草の楽しさをみなさんに分かりやすく伝えながら一歩ずつ前へ進んでいこうと思っています。チベット医学はそのための大切な手段の一つ。そして、もちろんこれからもチベット医学への挑戦は続きます。長きに渡って御愛読いただき、本当にありがとうございました。(完)

「ほんの木」の本

わかりやすい代替療法ガイド本のシリーズ

自然治癒力を高める 連続講座

既刊本のご案内

2003年〜2005年

人間本来の生きる力、「自然治癒力」を高めることは、自己免疫力を最上に保つことに他なりません。では、どうすれば、自己治癒力を強くできるのでしょうか？　実は案外簡単なのです。

避けるべき食品、生活スタイルの見直し、健康入浴法や快適な睡眠、ストレスや人間関係の改善、車をやめて歩くなど、すぐにできる改善方法はたくさんあります。テーマごと１冊１冊に読みやすく整理されているこの連続講座で、いのちや健康の価値をご一緒に考えてみませんか。

自然治癒力をもっと知る

本シリーズの第1号では、自然治癒力・免疫力を高めるための基礎的入門ガイドを紹介しています。

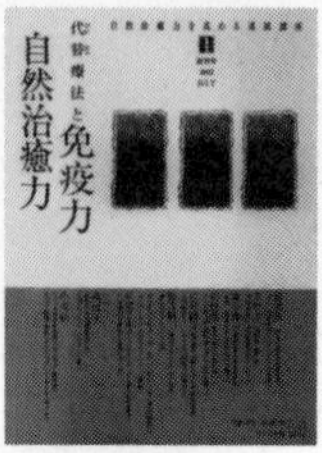

代替療法と
免疫力・自然治癒力
2003年７月刊
定価1680円（税込）
ほんの木

健康情報、がん予防と銘打った健康食品、いったい何がどのくらい有効なのでしょうか？　これらの情報や商品の目指すところは結局は自然治癒力・免疫力を高めることです。

この号では、自然治癒力・免疫力とは何かについて、まず、医師・専門家の方々に話しをうかがい、さらに、代替療法についてその種類と基礎的ガイドを紹介、現在、代替療法といわれているさまざまな療法をわかりやすく解説しています。

代替療法と免疫力・自然治癒力
主な登場者と目次

- 帯津良一（帯津三敬病院名誉院長）がんの代替療法
- 安保徹（新潟大学大学院教授）リンパと免疫力
- 川村則行（国立精神・神経センター心身症研究室長）自己治癒力の高め方
- 渡辺順二（赤坂ロイヤルクリニック院長）ホメオパシー入門
- カール・サイモントン（がんイメージ療法の創始者）がんのイメージ療法

食と健康を免疫力から考える

何をどのくらい、どのように食べれば自然治癒力・免疫力が高まるかという視点からまとめた号です。

例えば、肉はよい悪い、朝食は毎日食べる食べない」「牛乳は…？」など意見が違うように見えるところもありますが、立場や表現の違いであって、健康に対する本質的な視点では、対立する考えはほとんどありません。

また、読者の皆様が誤解を招かぬよう、主なテーマ別に各専門家の意見をまとめて整理しました。それぞれご意見をじっくりとお読みになり、ご自身、ご家族の健康生活のこれからの指針にぜひお役立て下さい。

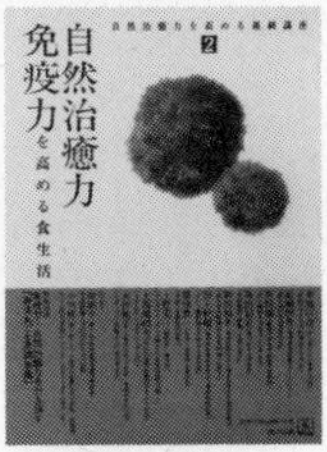

自然治癒力・免疫力を高める食生活
2003年11月刊
定価1680円（税込）
ほんの木

自然治癒力・免疫力を高める食生活 主な登場者と目次

- 帯津良一（帯津三敬病院名誉院長）予防こそ最良の知恵
- 安保徹（新潟大学大学院医学部教授）食と健康を免疫力から考える
- 東城百合子（あなたと健康主幹）家庭でできる自然療法のすすめ
- 上馬場和夫（富山県国際伝統医学センター次長）アーユルヴェーダ入門
- 上野圭一（翻訳家・鍼灸師）アンドルー・ワイル博士の医食同源を聞く

血液サラサラの生活習慣

私たちは、良い生活習慣のために、良い情報、食品、運動と「足し算」健康法に走りがちです。ですが生活習慣を改善できた人は、やめる、捨てるといった、「引き算」健康法を実行しています。引き算健康法とは、体に悪い食べものをやめる、夜更かし、ストレス、イライラをしないということです。

もし、あなたが、糖尿病、肥満、高血圧などで悩んでいるのなら今すぐ実行してください。さらに、生活習慣病は、生活を改めるだけでは解決できません。生き方、心のあり方を見直す必要があります。これも本書ご登場の専門家が認識している共通の考えです。

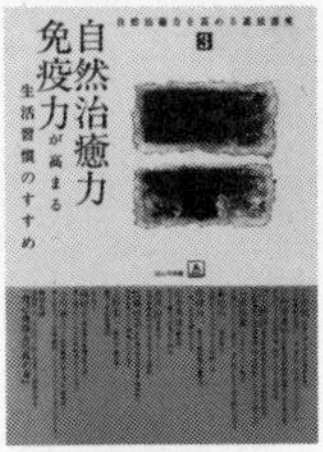

自然治癒力・
免疫力が高まる
生活習慣のすすめ
2004年５月刊
定価1680円（税込）
ほんの木

自然治癒力・免疫力が高まる 生活習慣のすすめ 主な登場者と目次

- 日野原重明（聖路加国際病院名誉院長）病気を治す生活習慣
- 石原結實（イシハラクリニック院長）血の汚れをなくせば病気は治る
- 帯津良一（帯津三敬病院名誉院長）一日一日を大事に生きる
- 安保徹（新潟大学大学院医学部教授）生き方を変えて生活習慣病を治す
- 田中美津（鍼灸師）明るく養生、元気に不摂生

正しく体を動かして健康になる

人間は本来、食事をとるのと同じように、毎日運動することで健康を保ちます。ところが、車社会やコンピュータ社会では、20歳頃を境に運動不足になる傾向があります。

そして、筋肉が衰えてしまう人、運動不足になる人が増えています。筋肉が衰えると、基礎代謝エネルギーが減少するため体が重く、歩くこと、階段の昇降などに支障がでます。

本書で紹介している、「正しいウォーキング」「わかりやすい気功」「呼吸法やゆる体操」などをご参考に、あなたとご家族が、無理なく長く続けられる健康法を見つけて下さい。

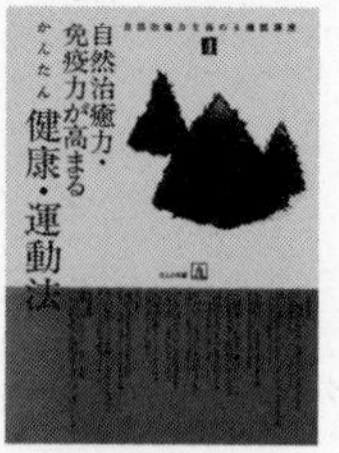

自然治癒力・免疫力が高まるかんたん健康・運動法
2004年7月刊
定価1680円(税込)
ほんの木

自然治癒力・免疫力が高まる かんたん健康・運動法 主な登場者と目次

- 石原結實（イシハラクリニック院長）血液サラサラ、自己治癒力
- 帯津良一（帯津三敬病院名誉院長）日常生活に〈気功〉を取り入れる
- 泉嗣彦（日本ウオーキング協会副会長）生活習慣病を防ぐウォーキング
- 上野圭一（翻訳家・鍼灸師）自然治癒力を高める体の動かし方
- 高岡英夫（運動科学総合研究所所長）ゆる体操で免疫力の高い体をつくる

うつに効く心の治癒力

この号の特集「うつ」「ストレス」に効く心の自然治癒力は、程度の差こそあれ誰もが抱えている心の重荷を癒して、リラックスできて、自分を見つめ直すヒントになればという思いから企画しました。

心の自然治癒力を高めることは、緊張した日常をおくっている人はおおいに笑うこと、デスクワークばかりしている人は手足を動かすこと、都会で生活している人は自然とふれ合うことだったりします。

日頃の偏った心と体の使い方を正して、バランスのよい生活をおくるために、ぜひ本書をお役立て下さい。

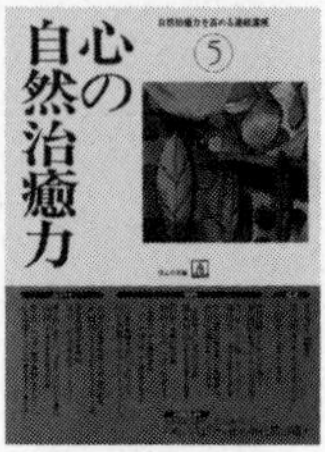

心の自然治癒力
2004年10月刊
定価1680円(税込)
ほんの木

心の自然治癒力 主な登場者と目次

- 安保徹（新潟大学大学院医学部教授）免疫を鍛えてストレスに勝つ
- 帯津良一（帯津三敬病院名誉院長）うつ、ストレスに効くホメオパシー
- 黒丸尊治（彦根市立病院緩和ケア科部長）心の治癒力がオンになる時
- 昇幹夫（医師・日本笑い学会副会長）笑いは心の病の特効薬
- グロッセ世津子（園芸療法実践家）人を幸せにする園芸療法

サプリメントは本当に必要か？

ひと昔前までの、サプリメント（健康食品）に比べ、現在のサプリメントは粗悪品も淘汰されつつあり、その上、野菜に含まれるビタミン、ミネラルが、旧来の野菜に比べて大幅に減少していることもあり、さらに、健康食品ブームにも乗って、サプリメントの消費需要が伸びています。

また医療過誤、医原病という言葉がテレビや新聞に登場していますが、医療や薬によっておこる新たな病気にならないためにも、自分で自分の健康を管理する時代になってきています。サプリメントを正しくとらえて、日常の健康管理にご利用下さい。

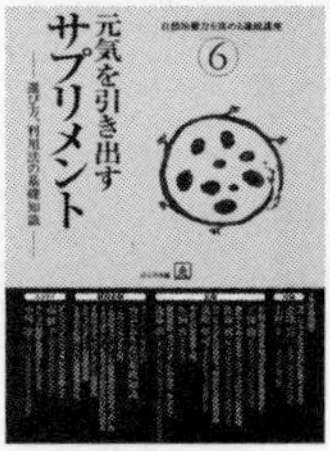

元気を引き出す
サプリメント
2005年２月刊
定価1680円（税込）
ほんの木

**元気を引き出すサプリメント
主な登場者と目次**

- 帯津良一（帯津三敬病院名誉院長）サプリメントは本当に必要か？
- 安保徹（新潟大学大学院医学部教授）がん予防は免疫力が高まる食事から
- 佐藤務（稲毛病院健康支援科部長）ビタミン・ミネラルの新常識
- 蒲原聖可（東京医科大学客員助教授）サプリメントの選び方基礎知識
- 生田哲（薬学博士）やさしい栄養学入門

心と体の若さ対策を考える

「どうしたら人はいつまでも若くいられるか」がこの号の特集です。若さ対策というと、医学界や美容業界で、アンチエイジング（抗加齢）という言葉を耳にしますが、この言葉の響きにはビジネス的感覚があります。

本書は、肌と体を美しく保つことから「長寿と心のあり方」、そして、「人は何のために生きるのか」まで考える必要があると捉え、老いるとは？　さらに老化予防は必要か？　まで含めて医師・専門家の方々に取材しました。

他の書籍とはちょっと違った老化と長寿を考える1冊。あなたのこれからの人生のヒントにご活用下さい。

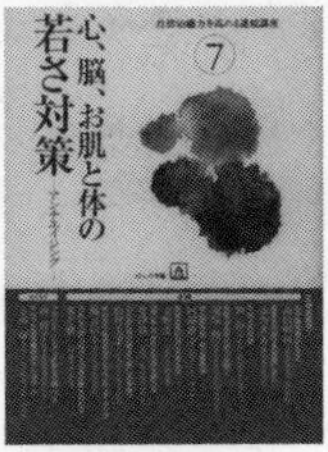

心、脳、お肌と
体の若さ対策
2005年６月刊
定価1680円（税込）
ほんの木

**心、脳、お肌と体の若さ対策
主な登場者と目次**

- 高田明和（浜松医科大学名誉教授）心が脳を若返らせる
- 永山久夫（食文化史研究家）長生きの源は食習慣にあり
- 劉 影（未病医学研究センター所長）未病と抗加齢
- 阿部博幸（九段クリニック理事長）体の部位別 若さ健康法
- 松村圭子（ケイ女性クリニック院長）心とからだの若さと美しさを保つ

本書ご登場者、著書のご案内 Book Shop

第８号でご登場いただいた方々の、著・訳書、おすすめ本のご紹介コーナーです。

これらの本は、全国の書店でお求めいただけます。
また、「ほんの木」にお申し込みいただくこともできます。くわしくは、

TEL 03-3291-3011、またはＦＡＸ 03-3293-4776 にお問い合わせください。
Ｅメール：info@honnoki.co.jp でも受付いたします。（本書掲載順）

西原克成
Katsunari Nishihara

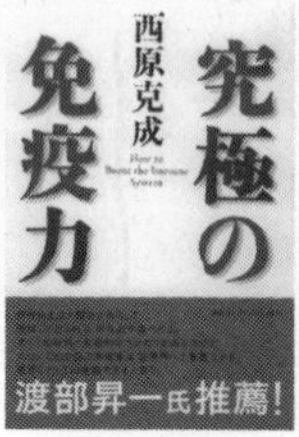

究極の免疫力
2004年7月刊
定価1680円（税込）
講談社インターナショナル
西原克成著

冷たいもの中毒と口呼吸と睡眠不足が、現代日本人の身体をむしばんでいる。免疫力のカギをにぎる「ミトコンドリア」、そしてその活動により活性化する新陳代謝（リモデリング）のメカニズムを探ることにより、現代人の難病・慢性病の治療法を解明する。身体を総合的にとらえる、新しい免疫学の書。

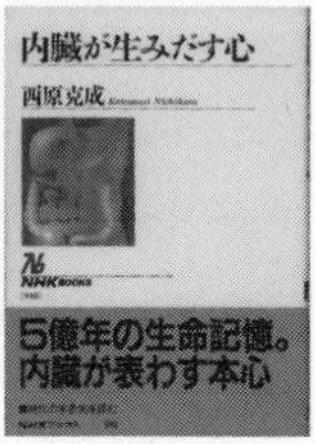

内臓が生みだす心
2002年8月刊
定価966円（税込）
ＮＨＫ出版
西原克成著

心は脳にあるのではない。腸とそこから分化した心臓や生殖器官、顔に心が宿り表われる――本書はこの衝撃的な新説を裏づけるべく、心肺同時移植を受け、ドナーの性格に入れ替わってしまった患者の事例などを紹介。人工臓器の開発で世界的に著名な名医が、脊椎動物の進化を独自に解明し、心や精神の起源を探る。

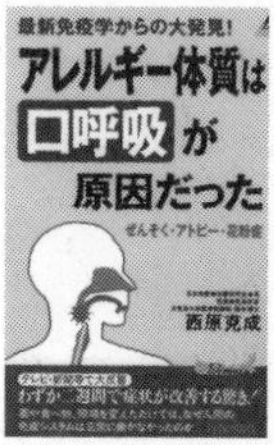

アレルギー体質は口呼吸が原因だった
2001年9月刊
定価872円（税込）
青春出版社
西原克成著

正しい呼吸のしかた、かみ方、眠り方により、アレルギーは克服できる！ 従来の医学では解明しきれなかった免疫病を究明した一冊。

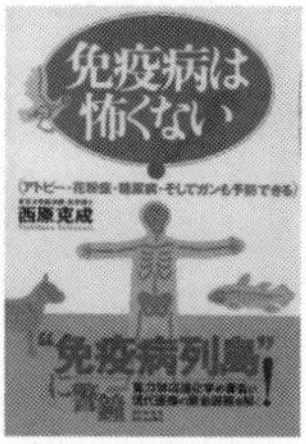

免疫病は怖くない
1999年6月刊
定価1995円（税込）
発行：同朋舎
発売：角川書店
西原克成著

免疫病は機能性疾患なのだから、身体の使い方を正せば改善する！ 免疫病治療の第一人者が、「免疫病先進国」日本に警鐘ならす。

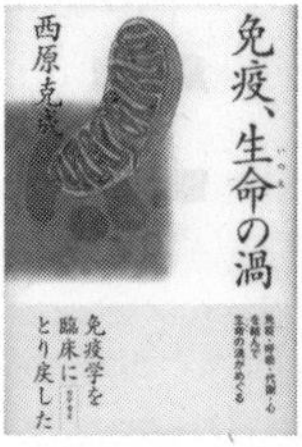

免疫、生命の渦
2003年9月刊
定価2730円（税込）
哲学書房
西原克成著

免疫・呼吸・代謝・心を結びつけるこれまでの西原克成氏の研究を「免疫とは何か」という視点でまとめた一冊。

井本邦昭
Kuniaki Imoto

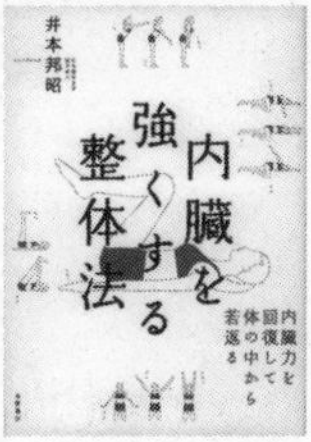

内臓を強くする整体法

2005年１月刊
定価1155円（税込）
高橋書店
井本邦昭著

人間の体は骨も筋肉も内臓も、すべてが密接に関係し合い、互いに助け合うことで初めてスムーズに機能します。逆に、どこかが壊れればさまざまな箇所に影響が出てきます。本書では内臓のシステムや状態、症状に焦点を当てて解説。また、井本製体で長年にわたって開発されてきた体操も写真と解説でくわしく紹介。

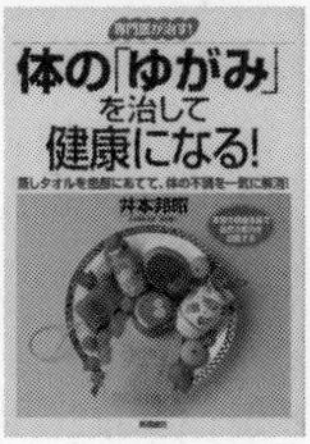

体の「ゆがみ」を治して健康になる！

2003年10月刊
定価1155円（税込）
高橋書店
井本邦昭著

現代人の体は、ストレスや食べ過ぎ、体力の低下などから知らず知らずのうちにゆがんでいる。本書は、患部に熱いタオルをあてる「蒸しタオル法」と、体を芯から健康にする「究極体操」の組み合わせで、この「ゆがみ」を解消する方法を紹介。また、肩こりや腰痛、リウマチなどへの効果的な療法も掲載している。

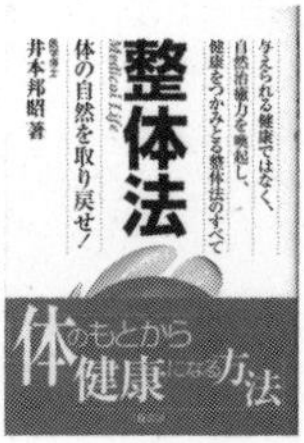

整体法 体の自然を取り戻せ！

1999年４月刊
定価1208円（税込）
三樹書房
井本邦昭著

心と体の状態を知り、病気が自然に治っていく状態に導く整体法。井本整体を主宰する医学博士・井本邦昭が、与えられる健康ではなく、自然治癒力を換気し、健康をつかみとる整体法のすべてを紹介する。手軽にできる整体で、自然を取り戻し、体のもとから健康に！

猪越恭也
Yasunari Ikoshi

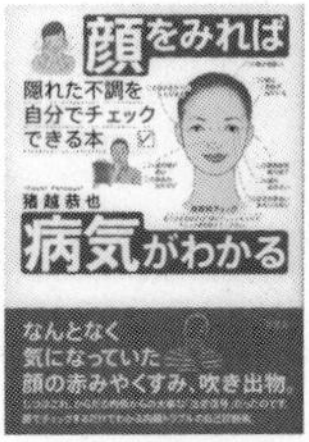

顔をみれば病気がわかる

2004年7月刊
定価1470円（税込）
草思社
猪越恭也著

目で肝臓の状態、口元で胃の状態がわかる。内臓の変調はすべて「顔」にサインとして出るという。目鼻口など部位別にチェックポイントを教える実践的自己診断術。中国医学の考え方に西洋医学の裏付けを加えた本書は、自分で自分の健康状態を知り、不調を改善してバランスを取り戻すための方法をやさしく解説する。

内田清文
Kiyohumi Uchida

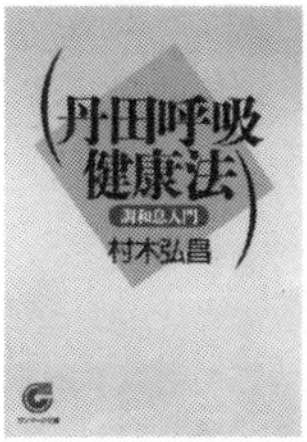

丹田呼吸健康法

1998年10月刊
定価735円（税込）
サンマーク出版
村木弘昌著

東洋の叡知の伝統を活現した極めて秀れた呼吸法として知られる丹田呼吸法。丹田呼吸はきわめて多くの疾病を体から追放するばかりでなく、それを実行することによって疾病に宿を貸さない心身の持ち主となることができる。藤田式息心調和法の創始者の遺弟が、医学的検討を加え、新たにその神髄を世に問う。

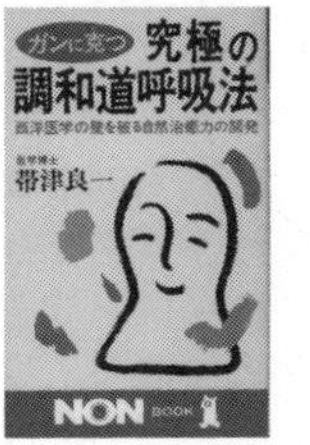

ガンに克つ 究極の調和道呼吸法

1994年6月刊
定価円870（税込）
祥伝社
帯津良一著

食道ガンの権威である著者が、その治療に取り入れ、絶大な効果を上げている調和道呼吸法。調和道呼吸法は、世界でも数少ないユニークな呼吸トレーニング・プログラムとして知られている。一日わずか20分、簡単な五つの息法で心身を調え、自然治癒力を開発、諸病に負けない身体をつくることができる！

●内田清文さんが事務局長を務める調和道協会関連の書籍をご紹介します。

帯津良一

Ryoichi Obitsu

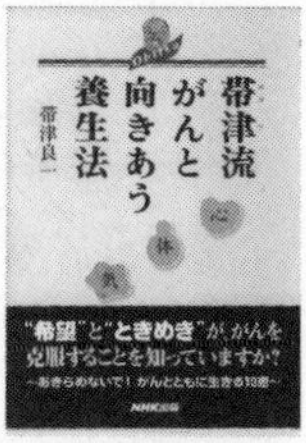

帯津流がんと向きあう養生法

2005年2月刊
定価1365円（税込）
NHK出版
帯津良一著

楽しみつつ感謝して飲めば酒は本当にいい養生法です。吐く息に意識を集中する。それが体のバランス維持につながります。あきらめないで！が、がんとともに生きる知恵。あしたはちょっとよくなるそんな小さな希望が大切です。読んでいると、しみじみ、ほのぼの、肩の力がスウッーと抜けて体がきっと軽くなります。

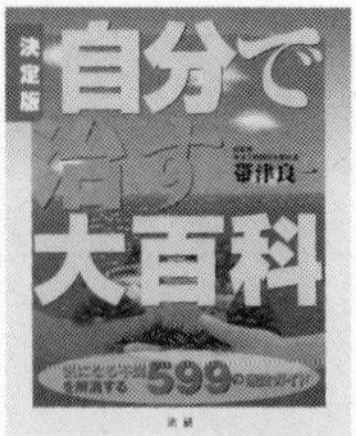

決定版 自分で治す大百科

2003年3月刊
定価3990円（税込）
法研
帯津良一総監修

総頁が圧巻の815ページ。著者の総監修本。「健康は自分で守るもの、気になる不調を解消する599の療法ガイド」というキャッチコピー通り、まさに決定版である。自分で治す、家庭で治す、文字も大きく使い易いガイドブックといえる。健康を医者まかせにしたくないと考えている方の座右の書としてお役立て下さい。

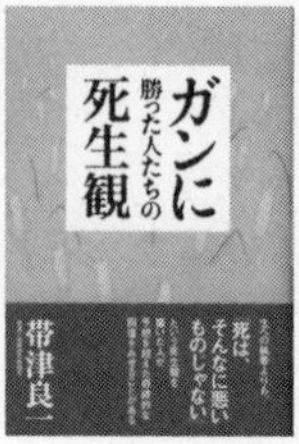

ガンに勝った人たちの死生観

2004年4月刊
定価1575円（税込）
主婦の友社
帯津良一著

生への執着を捨て死生観を持つことがガンの回復を助ける。医療者としての著書の温かさが伝わり、心が癒され生きることが楽になる本。

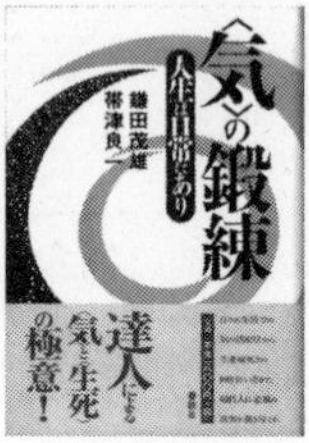

〈気〉の鍛錬 人生は日常にあり

2004年4月刊
定価1890円（税込）
春秋社
鎌田茂雄・帯津良一共著

仏教研究の第一人者鎌田茂雄氏と帯津良一氏が現代人に必須の日常における心の持ち方、いのちのとらえ方を対談形式で平易に説く。

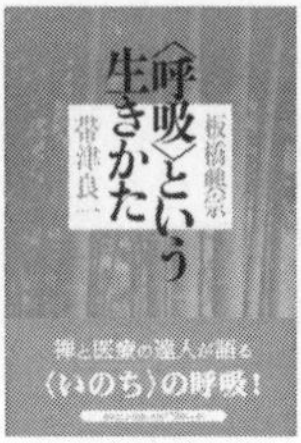

〈呼吸〉という生きかた

2003年7月刊
定価1785円（税込）
春秋社
板橋興宗・帯津良一共著

がん治療の第一人者と曹洞宗前管長が、自ら志した医療と禅という道の中で出会い極めた「丹田呼吸」の奥義を語る。

上野圭一

Keiichi Ueno

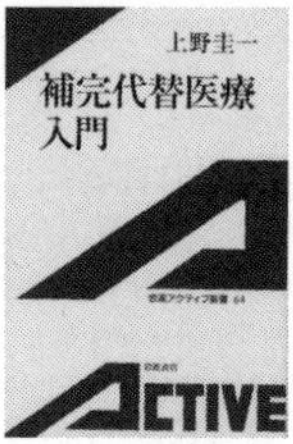

補完代替医療入門

2003年2月刊
定価735円（税込）
岩波書店
上野圭一著

補完代替医療（CAM）についての歴史、各国の現状を紹介する。CAMを学ぶ入門書。

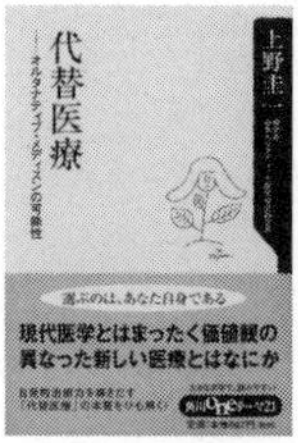

代替医療

2002年7月刊
定価700円（税込）
角川書店
上野圭一著

ワイル博士著書の翻訳者で有名な著者が、日本の代替医療の現状、本質をひも解く一冊。

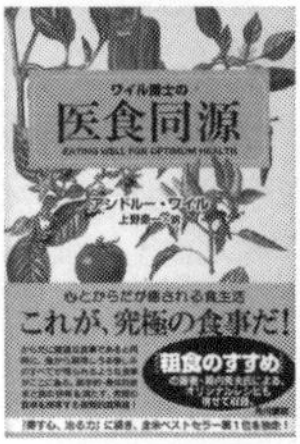

ワイル博士の医食同源

2000年9月刊
定価2625円（税込）
角川書店
アンドルー・ワイル著
上野圭一訳

全米第1位となった心と体を癒す食生活の本。食情報を整理し食生活に明快な指針を提供。

安保 徹 Toru Abo

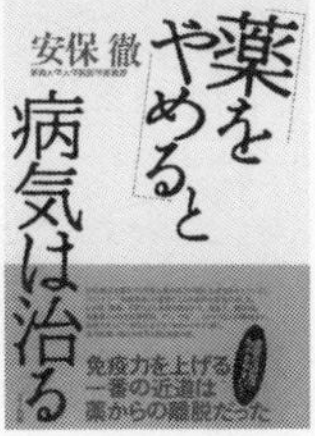

薬をやめると病気は治る

2004年3月刊
定価1575円（税込）
マキノ出版
安保徹著

多くの薬は病気を根本から治すのではなく、むしろ、病気を自分で治す力（免疫力）を低下させ、病気を長引かせたり、新たな病気の原因となります、と著書。ひざ痛、腰痛など身近な病気から、高血圧、糖尿病、胃潰瘍などの生活習慣病、ガン、アトピー、リウマチなどの難病まで、免疫力を高め病気を治すコツを解く。

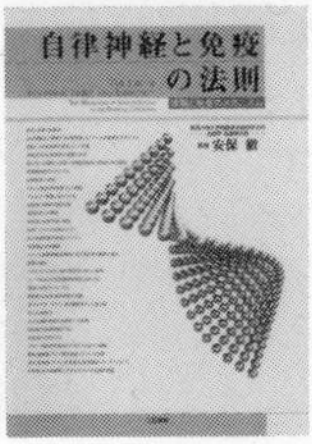

自律神経と免疫の法則

2004年9月刊
定価6825円（税込）
三和書籍
安保徹著

病気は適応力を超えた無理な生き方と、適応力を充分に使わない楽な生き方で起こると唱える世界的な免疫学者、安保先生の自律神経と免疫についての専門書。自律神経と免疫の法則のエビデンスをしっかりし理解したい人向け。多くのデータを使用して、病気の成り立ちと治癒反応を明らかにした一冊です。

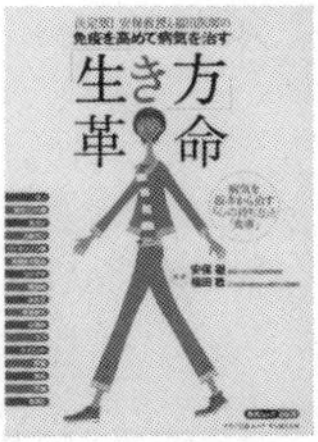

免疫を高めて病気を治す「生き方」革命

2005年6月
定価880円（税込）
マキノ出版
安保徹・福田稔監修

難病、慢性疾患が起こる根本原因である「生き方」を見直し、病気を根本から治す「心の持ち方」と「食事法」について具体的に紹介する。

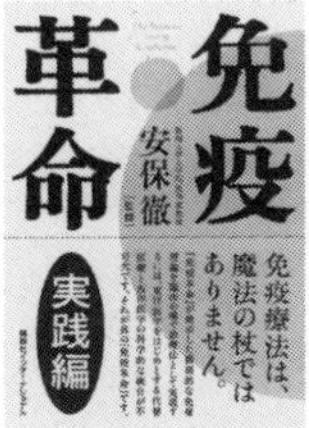

免疫革命・実践編

2004年8月刊
定価1680円（税込）
講談社インターナショナル
安保徹監修

安保・福田理論に基づいて自律神経免疫療法に取り組む3人の臨床医が、治療の実際を紹介。ベストセラー「免疫革命」の実践編。

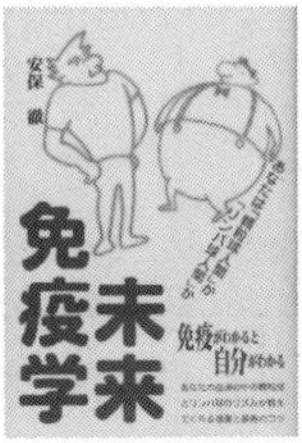

未来免疫学

1997年5月刊
定価1901円（税込）
インターメディカル
安保徹著

人間の基本的な行動を司る自律神経と免疫の関係を分析。白血球中の防御細胞、顆粒球とリンパ球の研究を一般向けにやさしく解説。

南 研子 Kenko Minami

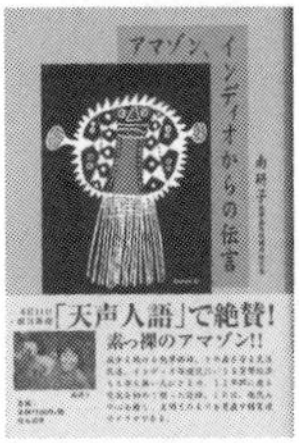

アマゾン、インディオからの伝言

2000年4月刊
定価1785円（税込）
ほんの木
南研子著

「天声人語」で絶賛。著者が毎年訪問している、インディオ支援NGOの実話。貨幣も文字もないアマゾン、インディオの人々の暮らしから癒しと文明の本質が見えてくる。疲れた日常生活を元気づけ、新たな希望が湧いてくる一冊。

ほんの木からのインフォメーション

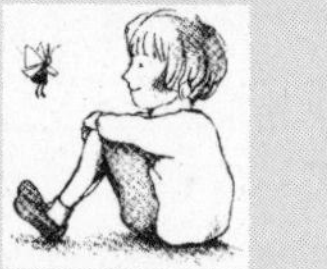

もう少し、知って下さい ほんの木のオーガニック雑貨

――1つの商品、1冊の本に、誠実に全力を傾けています――

ほんの木では、身体も心も元気になるエコロジー・オーガニック雑貨「自然なくらし」を販売しています。その中から厳選のお薦め商品をご紹介します。

■おいしくて、栄養価の高いジュースが人気!

毎日飲んでも飽きないおいしさのために、何度も試作を繰り返して、ようやくできあがったオリジナル野菜ジュースです。自然治癒力を高める26種類の野菜を特殊低温加工し、栄養価と野菜の風味を丸ごと生かしたすぐれものです。

さらに、甘味料無添加、食塩無添加、香料・着色料・保存料すべて無添加で健康志向の方にはぴったりです。ぜひ一度お試し下さい。

●一ケース30本入りで、特価5250円です。お試しセット2100円もあります。

●オリジナル野菜ジュース
190g×30本入　特価5250円（税込）
送料は420円（1万以上は送料無料）
●問い合わせ　ほんの木
電話 03（5280）1700
ﾌｧｯｸｽ03（3293）4776

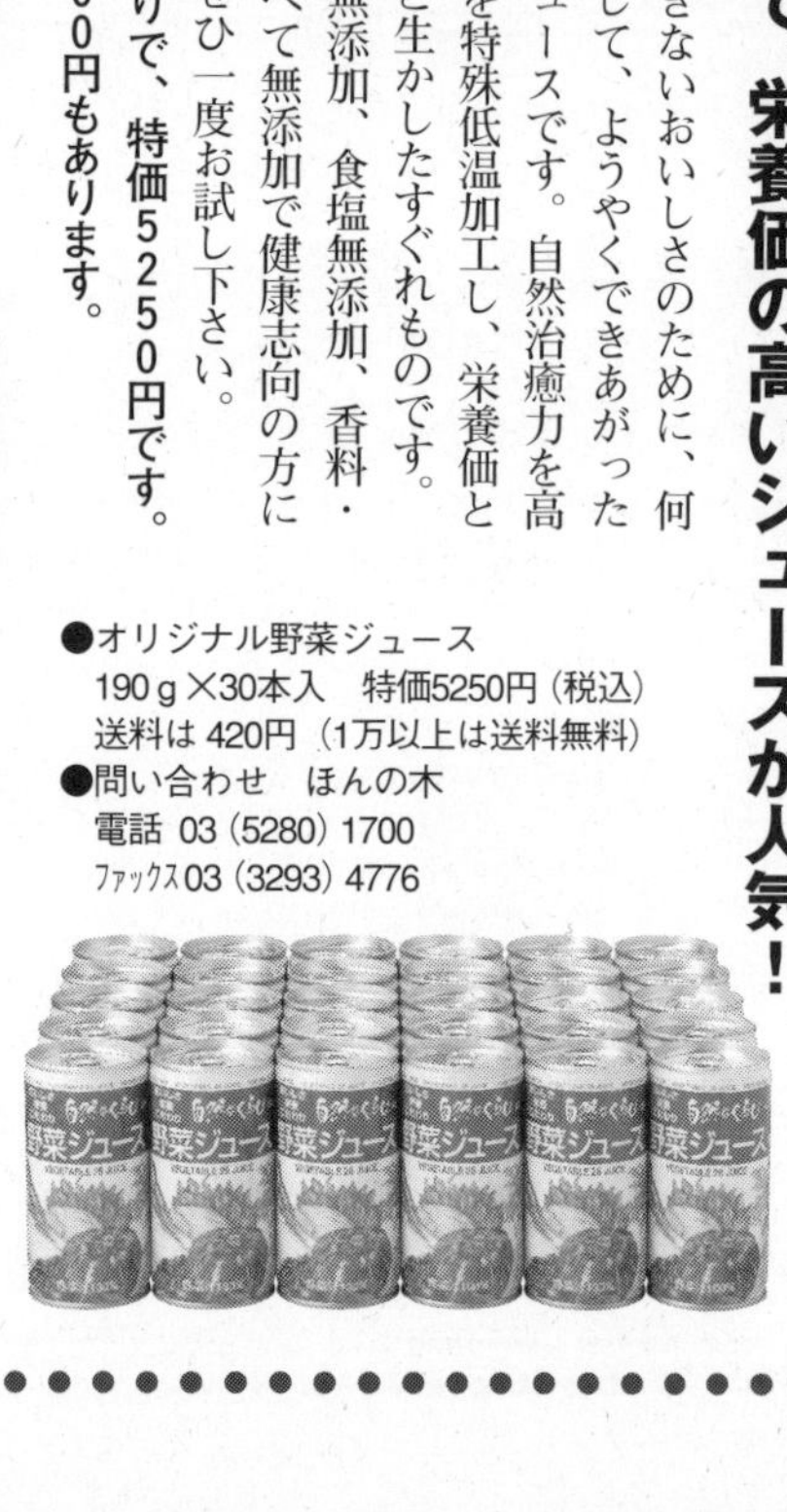

■冷え、肥満、ストレスが病気の3大原因

ガン、心臓病、脳卒中。日本人の死因ベスト3です。この3つで死因の約60%を占めているそうです。「冷え」による低体温が、これらの病気の要因にもなっています。また、ふだんの生活習慣を改めれば、かなりの病気が予防できると、本書にご登場の多くの医師も言っています。

芳泉は漢方百%の生薬入浴剤です。「冷え」に抜群の効果を発揮、ぐっすり眠れて「ストレス」がとれます。さらに汗がよく出てダイエット効果もある、お肌すべすべ、アトピーにも良いと評判です。

●「芳泉」お試しサンプルさしあげます。

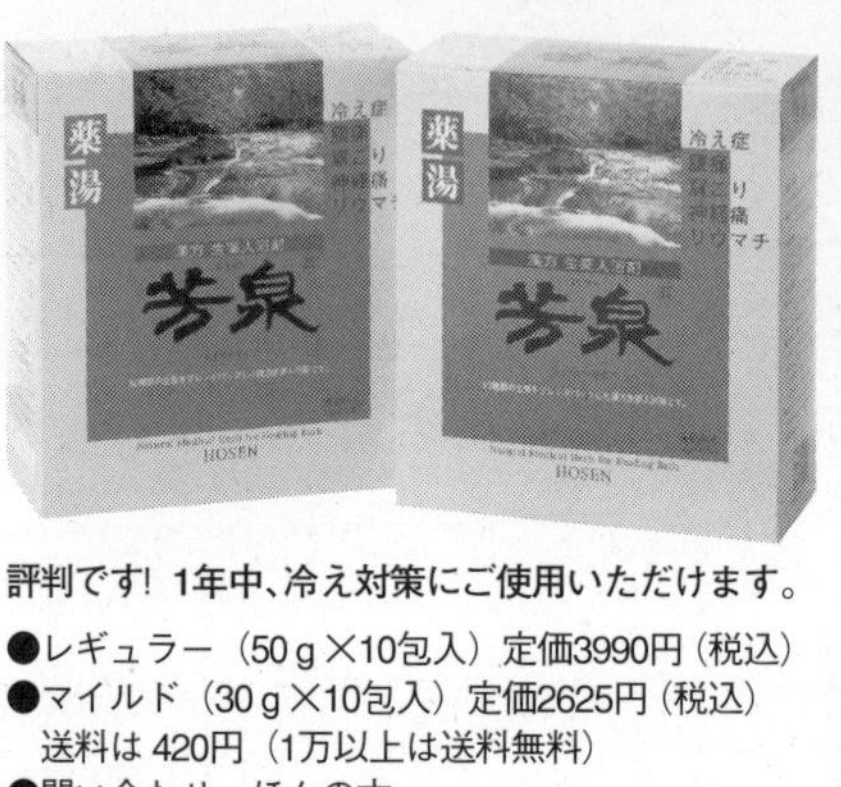

評判です! 1年中、冷え対策にご使用いただけます。

●レギュラー（50g×10包入）定価3990円（税込）
●マイルド（30g×10包入）定価2625円（税込）
送料は420円（1万以上は送料無料）
●問い合わせ　ほんの木
電話 03（5280）1700　ﾌｧｯｸｽ03（3293）4776

■腸内環境を良くする、玄米発芽酵素

玄米のヌカに生きた酵素と玄米密をミックス。胚芽（はいが）にコウジ菌を加えて、培養発酵させたバランス食品です。ガンなどを発生させやすい体内の活性酸素を消去させ、自然治癒力を高める顆粒のサプリメント。便秘の方はお通じが良くなります。1回使い切りパックですので、携帯にも便利です。50年の実績をもつ健康食品、ぜひ一度、お試しください。

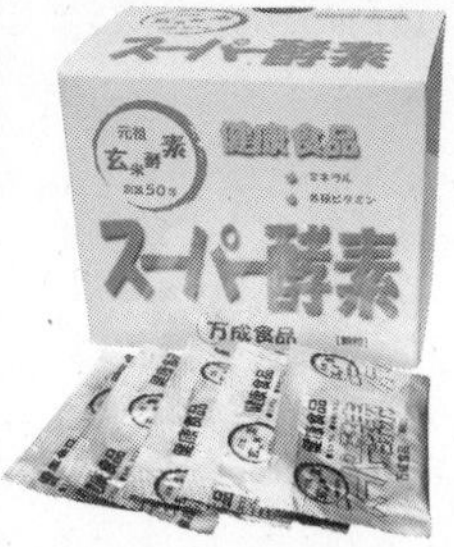

スーパー酵素
（2.5ｇ×90包）
定価3990円（税込）

■お肌にやさしい、自然な香りの入浴剤

ひのきの香りの「天然・抗菌」お風呂用芳香剤。乳児から高齢の方まで安心してご利用いただけます。天然ヒノキチオールが主成分。ストレス解消、リラックス効果、お肌しっとりで女性に人気です。アトピーを悪化させる残留塩素を除去するビタミンC配合。除菌・抗菌作用に優れていますので洗濯、掃除、消臭など、幅広くご使用いただけます。

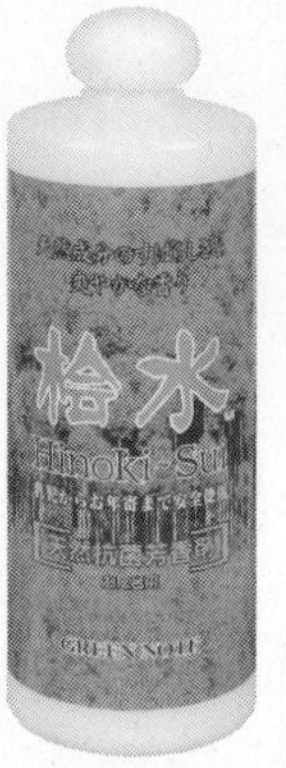

桧水（ひのきすい）
（1000cc 約25回分）
特価2625円（税込）

●問い合わせ ほんの木 電話 03（5280）1700　ファックス03（3293）4776　送料は420円。１万円以上で送料無料。

100%国産エキナセア

毎日の健康管理に、自然治癒力免疫力を高める「エキナセア」

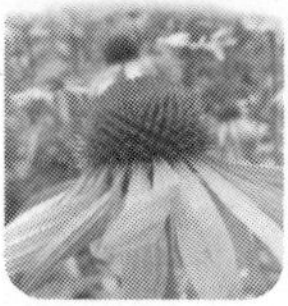

～花粉症に有効な、甜茶《てんちゃ》も人気です～

エキナセアは北アメリカ原産のキク科の植物で、何100年にもわたってネイティブアメリカン（インディアン）の万能薬として風邪の予防・治療や、ガラガラヘビ・毒虫などにかまれたときの毒消しに使われてきました。最近では、ガンに対する免疫力を高める効果が注目され、さらに研究が進められています。国産エキナセア100%使用した「エキナセア茶」と「エキナセアのハーブ」を、ぜひお試しください。

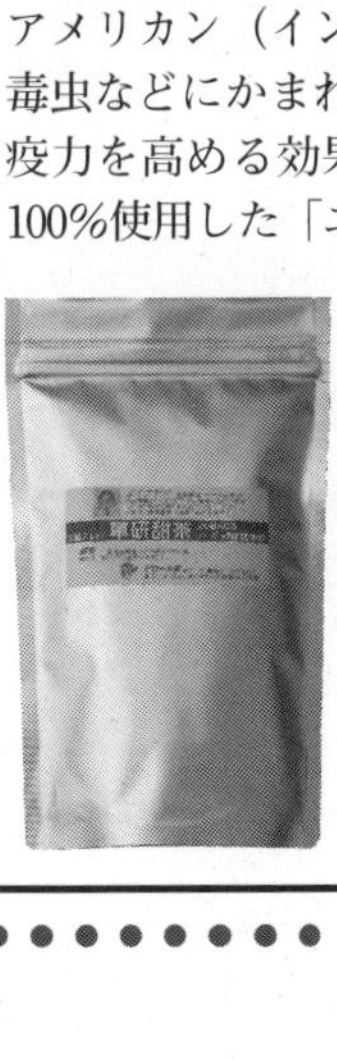

草研甜茶
（50ｇ＝2.5ｇ×20包）
1680円（税込）

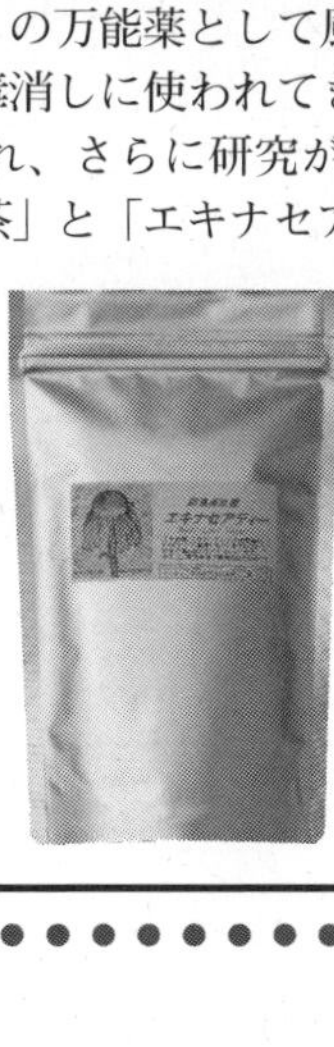

エキナセアのお茶
（50ｇ＝2.5ｇ×20包）
1680円（税込）

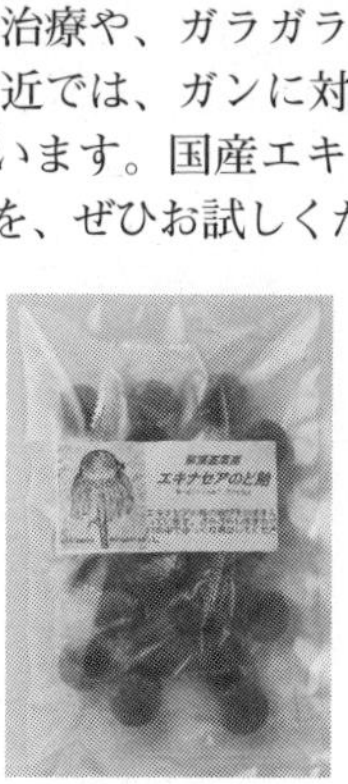

エキナセアの飴
（80ｇ＝4ｇ×20個）
630円（税込）

編集後記

▼より実践的なテーマを中心にした「自然治癒力を高める」第2期の4冊目です。第2期、全4冊をご購読の皆様ありがとうございました。次号からは第3期（全4冊）となります。第3期は新しい切り口で、健康の在り方を捉えていく予定です。皆様、どうぞ引き続きのご購読をよろしくお願いいたします。今号のタイトルのように、現代医療だけで病気を治療するのは困難な時代です。本来、人間の生き方に則した生活をしている限り健康は破綻しないといわれています。自然治癒力を高める人間本来の生き方を今後もご一緒に考えていきませんか。（高橋）

▼8月8日、親友の突然死に向き合いました。心臓発作、61歳でした。数百人の従業員を抱える経営者として大変な苦労に耐えて頑張ってきたようでした。今号の「生命エネルギー」問題を進行していた矢先だけに感慨深い悲しみがあります。日常生活と健康、病気予防。次の第3期は、従来より情報性、実用性を重視したシリーズ作りを目指したいと、つくづく考えさせられました。代替医療の総合メディアとして、より広く認知されるよう頑張ります。今号で連載の終わる南さん、小川さん、ファンを惹きつけた2年間、有り難うございました。（柴田）

この講座の「定期購読」、編集部への「ご意見・お問合せ」は下記まで
TEL 03-3291-3011　FAX 03-3295-1080　Eメール　info@honnoki.co.jp
〒101-0054 東京都千代田区神田錦町3-21三錦ビル（株）ほんの木

自然治癒力を高める連続講座8

現代医療の限界と生命エネルギーの可能性

第8号
2005年9月10日　初版第1刷発行

出版プロデュース　柴田敬三
発行人・編集人　高橋利直
発売　（株）ほんの木

〒101-0054
東京都千代田区神田錦町2-9-1　斉藤ビル
TEL 03-3291-3011
FAX 03-3293-4776
Eメール　info@honnoki.co.jp

Printed in Japan
郵便振替口座　00120-4-251523
加入者名　（株）ほんの木
印刷所　中央精版印刷（株）
ISBN4-7752-0026-7　C0030

デザイン　スタジオY2
表紙アート　はせくらみゆき（アートセラピスト）
取材・文　矢崎栄司・百名志保子・大島正裕・柴田敬三・高橋利直・岡田直子

編集　（株）ほんの木
編集協力　（有）アクト新聞社

この連続講座の各号は、全国の主要書店でお求めになれます。毎号ご購読の方、また、書店品切れの際は小社の通信販売もぜひご利用ください。